TRAITÉ PRATIQUE

DE

MAGNÉTISME HUMAIN.

LA CLEF

DES

SCIENCES OCCULTES

OU

Grande Initiation, comprenant la Cause des Causes, les Secrets Dogmatiques, le Magisme, la puissance des Chaînes magiques ou Magnétiques, considérées comme étant la cause du Bien et du Mal, la Résurrection, la Nécromancie, les Evocations, la Prophétie ou Devination et la Médecine universelle.

———o—⊕—o———

RECUEIL

DE

TRAITEMENTS MAGNÉTIQUES

Et de Traits de Prévision et de Lucidité Magnétique, suivi d'Observations pratiques sur le Somnambulisme magnétique.

TRAITÉ PRATIQUE

DE

MAGNÉTISME HUMAIN

OU

Résumé de tous les principes et procédés du Magnétisme
Humain, pour rétablir et développer les fonctions
physiques et les facultés intellectuelles
dans l'état de maladie ;

Par Ferdinand ROUGET.

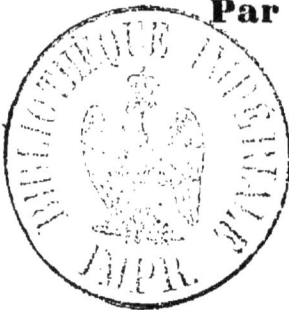

PARIS,

GERMER-BAILLÈRE	E. DENTU,
Libraire Editeur,	Libraire Editeur,
Rue de l'Ecole de Médecine, 17.	Galerie Vitrée, 13, Palais-Royal.

TOULOUSE,

GIMET, Libraire, rue des Balances, 66.

1858.

Toulouse, Impr. TROYES OUVRIERS RÉUNIS.

PRÉFACE.

Dans ce siècle controverseur, sceptique, positif et presque matérialiste, pour se faire écouter au milieu de la tourmente qui agite actuellement tous les esprits, les propagateurs d'une vérité pratique, au lieu d'user du droit que donne le résultat de nombreuses expériences, et de lever fièrement la tête, sont réduits à s'incliner, à mendier l'approbation des défenseurs passionnés ou aveugles des idées spéculatives, à leur demander humblement pardon d'avoir raison, et sont condamnés à devenir souples, et à s'amoindrir ; cruels sacrifices devant lesquels cependant on ne doit

pas reculer, quand un homme connait une
vérité utile au bonheur de tous.

De toutes les vérités, le magnétisme humain
est une des plus importantes au bonheur de
la société ; c'est donc un devoir impérieux
pour tous ceux qui comprennent le bien qu'il
peut produire, de le proclamer partout, de
se dévouer à son triomphe, et de travailler
sans relâche à renverser les barrières qu'on
lui oppose.

Si le magnétisme, malgré ses cures et ses
phénomènes merveilleux, n'a pas fait plus de
progrès depuis que *Mesmer* l'a introduit en
France, il faut l'attribuer d'abord : aux opinions divergentes des médecins, des physio-
logistes et des théologiens, qui ont examiné la
question du magnétisme, et ensuite à l'*ignorance*
et à l'*immoralité* de certains intrigants, qui se
croient magnétiseurs, parce qu'ils ont, comme
tous les hommes, la faculté magnétique, et
qu'ils savent plus ou moins bien l'exercer :
gens qui ne savent, ni ne veulent prendre
aucune des précautions capables d'écarter les

dangers accidentels que l'on rencontre dans l'application du magnétisme ; exploiteurs imprudents , blâmables même quand ils ne trompent pas , parce qu'ils ne servent qu'à créer des magnétiseurs de *fantaisie* et de *théâtre*, qui ne savent que jouer et plaisanter avec une arme dangereuse entre leurs mains.

La faculté magnétique est commune à tous les hommes : chez l'un, elle est à l'état rudimentaire pour ainsi dire ; chez l'autre , elle est dans un développement plus ou moins complet. Comme pour toutes les autres facultés dont on nous apprend à tirer un bon ou mauvais usage , pour jouir de la plénitude de la puissance de la faculté magnétique dont on est susceptible , il faut connaître les principes qui règlent son application ; de plus , il faut avoir l'habitude de l'exercer afin d'éviter les dangers , l'abus et l'erreur.

Il est de la plus grande importance de faire connaître , et de mettre à la portée de toutes les intelligences les vrais principes qui doivent être pratiqués dans l'application du magnétisme au traitement des maladies. J'ai mis tous mes soins à rendre ce *Traité* conforme à sa destination : je dis ce que m'ont appris dix années d'études constantes , et sept années de pratique assidue, sous le meilleur des maîtres.

C'est à la sollicitude *de feu M. Joseph Olivier,* que je dois d'avoir pu me livrer à l'étude de guérir par le magnétisme humain. Sa *mémoire m'étant toujours chère,* je n'ai pu résister à la douce expression des sentiments de reconnaissance. La justice rendue à un homme de bien n'est déplacée nulle part, et, moins qu'ailleurs , en tête d'un ouvrage inspiré par ses leçons.

Fidèle aux principes que m'a transmis le meilleur des maîtres, je serais heureux de concourir au triomphe de la vérité dont il fut l'apôtre dévoué.

Tel est mon ardent désir ; fasse le ciel qu'il se réalise !

F. ROUGET.

CHAPITRE PREMIER.

MAGNÉTISME. — EFFETS DU MAGNÉTISME.

Le magnétisme humain, sous diverses dé-
nominations, a toujours existé ; étant inhérent
à la *création*, il ne pouvait se perdre ; on le re-
trouve dans tous les temps et sur tous les points
de la terre ; non pas sous le nom moderne qu'il
porte aujourd'hui, mais sous des noms divers,
sous des formes différentes, et mêlé à des sciences plus ou moins positives, plus ou moins
mystérieuses.

Dans les temples anciens, ou pour mieux
dire, dans les lieux qui furent plus tard trans-
formés en temples, le magnétisme était exercé
d'une manière simple et naturelle, et à me-

sure que la corruption spéculative a fait ses
terribles progrès, cette action a été corrompue
elle-même.

L'Egypte et la Grèce avaient autrefois leurs
sanctuaires mystérieux. Les malades allaient
chercher la santé dans les temples de *Séraphis,*
d'*Isis* et d'*Esculape*, où se trouvaient des hommes remplissant les fonctions de prêtres, qui,
de savants et humains qu'ils étaient, devin-
rent plus tard impies et corrompus. Ces prêtres-médecins avaient connaissance de quelques-uns des secrets les plus importants et les
plus utiles pour secourir l'homme souffrant;
cachant d'abord, sous un appareil seulement
utile, et plus tard, imposant et menteur,
une puissance commune à tous les hommes,
ils imposaient les mains sur les malades, les
pénétraient de leur principe de vie, et opéraient
ainsi des guérisons que la multitude, trompée
par des enseignements coupables, attribuait
en totalité à des dieux imaginaires.

La puissance des prêtres n'était pas circons-
crite dans le cercle étroit des effets magnéti-

ques. — Par l'inoculation du principe vital,
ils excitaient, ils doublaient, pour ainsi dire,
les facultés de l'âme; ils la régénéraient pour
un instant, en la dégageant des liens de la matière, et, sous l'apparence du somnambulisme
et du songe, ils développaient dans les consultants, ou s'ils n'en étaient point susceptibles, dans des individus qui entraient facilement dans cet état, ils developpaient, dis-je,
une grande, une exquise sensibilité analogue
à celle que les animaux manifestent par leur
instinct pour les remèdes qui leur sont utiles,
mais qui se montre dans l'homme bien dirigé,
d'une manière tout aussi sûre et plus brillante,
parce que la sensation instinctive est perçue
par l'âme humaine douée d'intelligence, de
conscience et de liberté! Ainsi provoqué chez
l'homme, tout en lui laissant très souvent, même
en augmentant sa faculté de réfléchir et de dé-
libérer, l'instinct conservateur, l'attrait pour
les substances utiles à la conservation de la
santé, ou à la guérison de ses propres maux et de
ceux d'autrui, acquerrait un complet développement.

Les prêtres-médecins de l'antiquité se pla-
çaient bien facilement dans les conditions les
plus favorables pour exercer la faculté magnétique dans toute sa plénitude, en jetant les
consultants dans le sommeil somnambulique,
soit en leur imposant les mains, soit par des
frictions faites dans le silence de la nuit, soit
par une action magnétique cachée, dissimulée
adroitement, soit par des vapeurs, des par-
fums narcotiques provoquant une passivité d'esprit et de corps, favorable à l'action magnétique, soit en appelant en aide les ténèbres
habilement ménagées, certains sons harmo-
nieux de la musique, ou même l'électricité
animale, qui se dégage des peaux de brebis fraî-
chement égorgées, ou par d'autres appareils
que les prêtres pouvaient avoir à leur disposition, et dont une étude plus parfaite leur per-
mettait d'obtenir aussi des effets magnétiques
plus complets.

En Egypte, les prêtres, qui étaient préposés
à tout ce qui était religion, sciences et arts,
avaient acquis, sur la question du magnétisme,

des notions peut-être plus complètes que celles que nous possédons aujourd'hui. Si les
œuvres des médecins de l'Egypte ne sont pas
parvenues jusqu'aux modernes, on ne doute pas
cependant que ce ne soit dans un usage reçu
parmi eux, que les médecins grecs et autres
ont puisé une partie de leur science, puisque
plusieurs monuments de la reconnaissance des
malades égyptiens guéris, ont été conservés par
les médecins grecs et arabes, et par les Ro-
mains eux-mêmes, qui, après leurs conquê-
tes, adoptaient le culte des vaincus.

Ceux qui obtenaient la guérison de leurs
maux, déposaient dans les temples des tablettes, sur lesquelles ils écrivaient la nature de
la maladie dont ils avaient été délivrés, et le
emède qui avait opéré la guérison. Les Grecs
ont emporté dans leur pays un grand nombre
de ces tablettes, et plusieurs auteurs, notamm-
ment *Strabon* et *Pline*, auxquels *Sprengel* se
réunit, pensent que c'est à ces tablettes que
l'on doit l'origine de la médecine.

Les monuments qui constatent l'action cu-

1.

rative du magnétisme sont en très grand nombre :

Dans celui qu'on appelle temple d'*Isis*, on voit trois personnages : l'un, est couché sur un lit ; un second, lui pose la main gauche sur la poitrine , et a la main droite élevée et ouverte, tandis qu'un troisième personnage, qui fait face au second, et que celui-ci regarde , tient sa main droite au-dessus de la tête , les trois premiers doigts relevés, les deux autres pliés ; le geste et la pose du dernier personnage sont très significatifs : on voit qu'il fait une recommandation.

Le temple d'*Isis*, consacré à la Nature, contenait des *hiéroglyphes*, dont la traduction n'est que la science du magnétisme : ici, on voit un homme placé sur un lit , et devant lequel un autre promène, à distance, la main, des pieds à la tête ; là, un autre est soumis aux mêmes pratiques : mais il est placé sur un siége dans l'attitude d'un homme endormi ; plus loin, un opérateur des mystères égyptiens , tient un pot de fleurs dans la main gauche , et de la droite exerce l'action magnétique , en agissant du haut en bas. Ailleurs , c'est un vase rempli d'un liquide , qui reçoit la même influence.

Lorsque les malades , qui allaient chercher la guérison dans les temples , n'étaient point soulagés ou guéris , les prêtres, appelés *Onéï-ropoles*, s'endormaient pour eux, et recevaient d'*Isis* les moyens de guérison qu'il se plaît à manifester aux hommes pendant leur sommeil.

Les malades guéris dans les temples, en se soumettant aux prescriptions qui se fesaient dans les songes somnambuliques, ou en subissant l'action directe du magnétisme, croyaient devoir leur guérison à la divinité du lieu, et lui consacraient une tablette de marbre, sur laquelle étaient écrites en lettre d'or, la nature de la maladie, et celle de la médication salutaire; aussi, vit-on des hommes , bienfaisants peut-être, mais aussi peut-être cupides , qui firent un recueil des inscriptions de ces peuples, afin d'en tirer parti, quand on trouverait l'occasion de les utiliser.

Quatre siècles, à peu près, avant Jésus-Christ, vivait le grand *Hippocrate* ; il sut assimiler à son génie les matériaux précieux renfermés dans les temples ; et c'est ainsi qu'il légua à l'admiration des siècles un monument impérissable, dont se glorifieraient de nos jours, ceux mêmes qui crient bien haut, que l'art de guérir a fait d'immenses progrès. A cette époque aussi, comme à la nôtre, l'esprit dit philosophique, rejetant avec dédain tout ce qu'il ne peut expliquer, avait préparé, par un concours accessoire, la chute de la médecine magnétique.

En fesant la part des abus introduits dans les temples, on peut dire cependant que jusqu'alors la médecine avait une marche moins incertaine, que ses moyens d'investigation étaient plus en harmonie avec la nature. Aussi, la puissance *sanative* et l'instinct conservateur méconnus, la santé et la vie n'eurent plus d'espérance que dans les observations, les essais, et les expériences que les mourants purent offrir à ceux qui, suivant un nouveau mode, remplirent le ministère médical.

Cependant, la médecine magnétique ne fut pas anéantie; elle ne pouvait l'être; et de loin en loin, apparurent des hommes qui l'employaient souvent d'une manière purement naturelle, toute spontanée, sans s'en rendre compte.

L'âme humaine peut opérer certaines choses, en modifiant le *fluide vital*, en se servant des procédés magnétiques; mais les mêmes procédés peuvent être employés par une âme en rapport implicite ou explicite avec une cause malfaisante.

Suivant *Avicenne*, qui vivait en 1010, l'âme peut agir, non-seulement sur son propre corps, mais encore sur des corps très éloignés; elle peut en conséquence les attirer, les fasciner, et les rétablir dans leur équilibre normal.

Ficin, qui écrivait en 1460, dit que l'esprit étant affecté de violents désirs, peut agir, non-seulement sur son propre corps, mais encore sur un corps voisin. Si une vapeur ou

certain esprit, lancés par les rayons des yeux,
ou autrement émis, ajoute-t-il, peut fasciner,
infecter, ou autrement affecter, une personne
qui est près de vous, à plus forte raison, vous
devez vous attendre à un effet plus marqué,
quand cet agent découle du cœur, car elle peut
enlever les maladies de corps et d'esprit.

Pouvait-on à cette époque désigner plus na-
turellement le fluide vital magnétique que par
ces mots : esprit, rayons, vapeur ? Certes, il
est impossible de ne pas reconnaître que Ficin
avait lui-même pratiqué le magnétisme.

Pomponace vient à son tour et publie plusieurs ouvrages, pour éclaircir certaines questions fort agitées dans son siècle : par l'un, *le
traité des effets admirables de la nature*, il voulut prouver que bien des effets, que le peuple
attribue trop facilement à la magie et aux
sortilèges, provenaient de causes naturelles,
qu'on n'avait pas encore étudiées; il outre-
passa même cette sage réserve dans plusieurs
assertions. Il n'est pas incroyable, dit-il, que
la santé puisse être produite à l'extérieur par

l'âme qui l'imagine, ainsi qu'elle le désire,
l'homme a des propriétés salutaires et puis-
santes, et ces propriétés s'exaltent par la force
de la *volonté* et du *désir ;* elles sont poussées
au-dehors par l'évaporation, et produisent,
sur les corps qui les reçoivent, des effets remarquables; l'âme, dit-il, exerce son empire
par la transmission de certaines vapeurs extrêmement subtiles, qu'elle envoie aux malades.

La confiance du malade, dit-il, contribue
à l'efficacité de l'action magnétique, son action est plus sensible sur les enfants, parce que
leurs organes sont plus faibles, et opposent
moins de résistance.

Voilà un écrivain qui décrit parfaitement
le magnétisme, et depuis son époque, à peine
en a-t-on dit plus qu'il n'en a fait lui-même,
des vapeurs, des émanations; on n'avait à cette
époque que des expressions semblables pour
désigner ce qu'aujourd'hui nous nommons
fluide magnétique.

Agrippa publia, en 1518, plusieurs ouvrages traitant des *sciences occultes*, dans lesquels

il dit : Les passions de l'âme, lorsqu'elles sont très fortes, non-seulement peuvent changer le corps propre, mais peuvent agir sur le corps d'autrui, et guérir ainsi certaines maladies de corps et d'esprit : L'esprit est beaucoup plus puissant que les vapeurs qui s'exhalent du corps, et le corps n'est pas moins soumis à un esprit étranger, qu'à un corps étranger. Il décrit parfaitement les bons effets de la confiance du malade dans la médecine et le médecin ; il est dans l'esprit de l'homme, dit-il, une certaine vertu de changer, d'attirer, d'empêcher et de lier les hommes et les choses à ce qu'il désire ; car tout lui obéit, lorsqu'il est porté à un grand excès de passion ou de vertu ; mais en tant qu'il surpasse ceux qu'il entend lier ; car si ce sont ceux qu'il entend lier, qui sont portés par un excès plus grand, ils empêchent et dissolvent les liens.

Paracelse, en 1530, après s'être livré à l'étude de la médecine ordinaire, pratiqua la *médecine magnétique*, qui, à cette époque, s'appelait la médecine occulte. Il devint cé-

lèbre, par des guérisons surprenantes de mala-
lades réputés incurables.

Selon lui, le fondement de la science magnétique, ou médecine occulte, gît dans la
prière, la foi et l'imagination. Il ajoute que
l'imagination reçoit tout son développement
de la foi, que celui qui croit en la nature, obtient de la nature suivant l'étendue de sa foi ;
et, pour montrer qu'il ne parle point ici de la
foi religieuse, mais seulement de l'état de
l'âme qui agit, de la force, de la volonté, d'une
action naturelle ; il ajoute : que l'objet de votre foi, soit réel ou non, vous n'en obtiendrez
pas moins les mêmes effets. Il reconnaît,
comme ceux qui l'ont devancé, le pouvoir
qu'a l'âme d'agir pour faire le bien.

Léon Suavius, homme instruit, dit, après
avoir reporté ses idées sur le passé, et sur les
hommes qui ont voulu raisonner utilement,
que toutes choses ne sont pas incroyables pour
les hommes sages qui ont parfaitement compris la vertu et la noblesse de l'esprit humain.
En parlant de la foi et de l'imagination, il dit :

« Il faut laisser de côté les fascinations et les
» différents modes au moyen desquels un es-
» prit hors de lui-même opère des effets vrai-
» ment extraordinaires. »

Le chancelier *Bacon* dit : que les hommes,
qui ont expérimenté la vertu occulte des choses, les transmissions d'un corps à un autre,
les vertus magnétiques, ont pensé que l'esprit
d'un homme pouvait communiquer avec l'esprit d'un autre homme, et lui transmettre ses
impressions salutaires.

Crollius, grand chimiste, fesait des cures
magnétiques dès l'âge de huit ans. En parlant
de la faculté magnétique de l'homme, *Crollius*
dit : Il y a quelques vertus cachées dans l'esprit de l'homme, lesquelles peuvent changer, attirer, et lier par un excès d'imagination, d'esprit ou de volonté, étant ten-
due à ce qu'elle veut attirer, changer, lier
ou empêcher.

Goclenius, médecin renommé, pratiqua la
médecine magnétique, sans pouvoir ou vouloir
se rendre compte de ses effets, et il demeura

convaincu, contrairement à Paracelse, qu'il fallait émouvoir les sens; c'est pourquoi ses procédés étaient accompagnés de cérémonies qu'il voulut justifier par un traité; il mettait de côté la volonté, et agissait sur les sens et l'imagination.

Van Helmon, médecin réformateur, pratiqua en 1630 la médecine magnétique avec un grand succès; il publia plusieurs ouvrages remarquables, et fit des cures surprenantes; le magnétisme, disait-il, agit partout et n'a rien de nouveau que le nom; il n'est un paradoxe que pour ceux qui se rient de tout, et qui attribuent au pouvoir de satan ce qu'ils ne peuvent expliquer. On donne le nom de magnétisme, dit-il, à l'influence occulte, que les corps exercent, à distance, les uns sur les autres, soit par attraction, soit par impulsion; le moyen, ou véhicule de cette influence, est un esprit éthéré, pur, vital, qui pénètre tous les corps et agite la masse des humeurs. Il y a dans l'homme une énergie telle que, par sa seule *volonté*, il peut agir hors de lui, impri-

mer une vertu, et exercer une influence dura-
ble sur un corps très éloigné. L'âme est douée
d'une force qui, lorsqu'elle a produit au-
dehors une substance fluidique, lui imprime
une force et peut l'envoyer au loin et la diriger par la volonté; cette force infinie dans le
créateur est limitée dans la créature, et peut
par conséquent être arrêtée par des obstacles.

Les idées, revêtues d'une substance fluidique,
agissent physiquement sur les êtres vivants par
l'intermédiaire du principe vital; elles agissent,
plus ou moins, par l'energie de la volonté qui
les envoie.

Maxwel, en 1673, publia un traité de médecine magnétique, dans lequel il dit :

L'esprit universel maintient et conserve toutes choses dans l'état où elles sont; tout ce qui
est corps et matière, s'il n'est animé par cet
esprit meurt; car les corps, servant pour ainsi
dire de base à l'esprit vital, ils le ravivent, et
c'est par lui qu'ils agissent et qu'ils opèrent.

L'esprit universel, qui descend du ciel inal-
térable et pur comme la lumière, est la source

du principe vital particulier, qui existe en toutes choses ; c'est cet esprit universel, qui forme,
qui entretient, qui régénère et multiplie le
principe vital, qui est en toutes choses, et qui
donne à toute chose la faculté et le pouvoir
de se propager; on peut, par des procédés particuliers, le communiquer à tous les corps,
suivant leurs dispositions, et augmenter ainsi
la vertu de toute chose.

Valentin Greatrakes, homme simple et pieux,
parcourut l'Angleterre en 1662, où il fit des
cures magnétiques extraordinaires : par l'application de sa main, dit le savant *Georges
Rust*, il fesait fuir la douleur, et la chassait
aux extrémités ; l'effet était quelquefois très
rapide, et j'ai vu quelques personnes guéries
comme par enchantement; si la douleur ne
cessait pas d'abord, il réitérait les frictions.
Je peux dire qu'il a guéri des vertiges, des
maux d'yeux et des maux d'oreilles très graves, des épilepsies, des ulcères invétérés,
des écrouelles, des tumeurs squirrheuses et
cancéreuses ; je l'ai vu amener à maturité,

3

dans l'espace de cinq jours, des tumeurs qui existaient depuis plusieurs années. Plusieurs maladies ne cédaient qu'à des attouchements réitérés, plusieurs même résistaient à ses soins. J'ai vu , dit à son tour *Astetrus* , j'ai vu *Greatrakes* soulager à l'instant les plus vives douleurs par l'application de sa main ; je l'ai vu, faire descendre une douleur, depuis l'épaule jusqu'aux pieds d'où elle sortait enfin par les orteils , et guérissant les plaies en les touchant, et en les mouillant quelquefois de salive.

Un petit nombre de malveillants voulurent accuser d'imposture ces guérisons extraordinaires ; mais la Société Royale de Londres soutint la *réalité des faits* , et protégea *Greatrakes* contre ces imputations.

Joseph *Glanville* , chapelain de Charles II , auteur estimé, a rassemblé sur cet homme singulier des témoignages qui n'ont point été récusés.

Pecklin publia en 1691 un ouvrage intéressant et généralement estimé. Il consacre trois chapitres à la médecine d'attouchement magnétique ; il recommande les frictions , et dit que la simple application de la main est très efficace, par la chaleur qu'elle communique et par les émanations salutaires qu'elle transmet.

Mesmer, médecin allemand , apparut en France en 1778, et vint propager parmi nous la puissance magnétique, qu'il avait étudiée , d'après les principes de *Van Helmon*, et de *Maxwel*. Il s'adressa aux corps savants pour qu'ils examinassent sa méthode de médecine-magnétique.

Le radicalisme de la méthode de Mesmer , portant qu'on peut guérir tous les maux avec un seul remède, le fit honnir de la Faculté. La Société Royale de Médecine , et l'Académie des Sciences , liguées par camaraderie , ne firent pas meilleur accueil à ses propositions. Pendant près de quatre ans , que dura cette lutte acharnée, il fut bafoué, insulté, vilipendé, caricaturé, chansonné, ridiculisé par la vénalité, la suffisance et la déloyauté, avec un égoïsme sans exemple.

Malgré l'envie et la haine qu'il avait excitées parmi les savants, il triompha, par ses grands succès, auprès du grand monde ; et, soutenu par l'appui chaleureux de la reine, et l'approbation tacite du gouvernement, il s'occupa d'organiser une société, dite de l'*Harmonie*, composée de l'élite de la noblesse, dont le nombre des membres s'éleva à 400, tous hommes de cœur et de science, qui ouvrirent une souscription pour être initiés à sa doctrine, et pour en répandre les bienfaits.

Mesmer, mis en possession de sommes assez considérables, par la générosité de ses élèves, s'occupa d'établir des dispensaires dans les principales villes, pour le traitement gratuit des malades, selon son système. Il voyagea, dans ce but, beaucoup en France, et un peu en Angleterre.

La propagation de ses idées marchait au gré de ses désirs ; la société de l'*Harmonie* avait des succursales florissantes à Strasbourg, à Chartres, à Lyon, à Amiens, à Narbonne, à Malte et à Saint-Domingue, etc.

Lorsqu'éclata la révolution de 1789, les disciples de Mesmer, tous nobles, la fleur de la gentilhommerie, placée au sommet de l'édifice qui croulait, s'expatrièrent presque tous ; les autres, absorbés par ce drame gigantesque, oublièrent le *Mesmerisme*.

Mesmer, proscrit, revint plusieurs fois à Paris, et tenta vainement, sous le Directoire, le Consulat et l'Empire, d'intéresser le gouvernement, pour le rétablissement des dispensaires magnétiques ; se refusant de présenter ailleurs sa mathode, il disait : c'est la France qui en a été le berceau, je veux que les autres nations lui en soient redevables.

La guerre l'avait condamné à l'inaction, tous ses amis avaient disparu dans la tourmente ; vieux, il ne pouvait plus faire des prosélytes, il mourut oublié, dans son pays natal, le 15 mars 1815.

Les principaux élèves de *Mesmer* furent : le docteur Deslon, les frères Puyssegur, le philosophe Cabanis, l'avocat Bergasse, le procureur général Servaros, le père Hervier, le

banquier Kornmann , le marquis de Chastel-
lux , le médecin de La Motte , le général La-
fayette, Cuvier, Laplace, Hufland, Ch. Four-
rier , Berzelius , Stard, Gall, Azaïs, Klugge ,
Broussais, Oken , Henri de Balzac, Sprengel,
Lavater , Jacoteau , Ling , Hahneman , Jus-
sieux , Wasington, lord Slanhope , l'archiduc
Charles, la reine Hortense, le czar Alexandre 1 ʳ.

Ceux qui marquèrent le plus après eux ,
sont :

Deleuze, le savant , modeste et vénéré ;
l'abbé Faria , bramine fameux ; le comte de
Redern, Pigault-Lebrun, le fécond romancier;
Chardel , le juge intègre ; le comte de Lutzel-
bourg, le comte Panin, ambassadeur de Rus-
sie ; Tardy de Montravel, le comte Abrial ,
pair de France ; les docteurs Georget , Ber-
trand , Rouiller, Frappart, Koreff, Despine ,
Wolfart, Du Potet, Ellioston, Miaille, Char-
pignon, Lafontaine, Ordinaire, Barthet, Au-
bin Gauthier, Ricard, Léger, Teste, Esdaille,
Joseph Olivier , Rovère, Laforgue , Lacaus-

sade, Guédi, Henri de Beaumont, Brivas:ic,
Pigeaire, *Du Planty*, l'abbé Loubert, Perrier
et Garcin, etc., etc.

Les adeptes, parmi les célébrités contempo-
raines, sont :

Le baron de Reichenbac, le professeur
Wil, Gregory, chimiste; l'ex-dictateur véni-
tien D. Manin, le P. Lacordaire, Louis Blanc,
le marquis de Boissy, George Sand, Prou-
dhon, le duc de Montpensier, Léon Faucher,
la reine mère d'Espagne, Alphonse Karr, les
professeurs Trousseau et Lordat, L. de Saint-
George, l'élégant vaudevilliste; le duc de La-
rochefoucauld, A. Calmels, l'habile statuaire;
Alexandre Dumas, et son collaborateur A. Ma-
quet, le prince de la Moscowa, Victor Considérant, l'abbé Châtel, Mgr Gousset, archevêque
de Reims; Jobard, conservateur du musée de
l'industrie belge; C. de Las Cases, Mgr l'archevêque de Dublin, P. Vincard, Théophile
Gauthier, Mᵐ Emile de Girardin, le comte
Fresch, Edgard, A. Poc, le comte de Guer-
non-Ranville, ancien ministre; l'abbé Léone,

les académiciens Rostan, Husson, J. Cloquet,
Orfila, Leduc, Chomet, E. de Tocqueville,
ancien ministre, le comte d'Orsay, lord d'Ai-
lhousie, ancien gouverneur général des Indes ;
les Marrast, P. Lachambaudie, l'aimable fa-
buliste ; le comte Lowenhiehn, ancien ambassadeur de Suède ; Mme Eugénie Foa, Cré-
mieux, Jules Favre, Alphonse Esquiros, de
Flottes, ex-représentant; Duvernoy et Franc,
membres de l'Institut; Anton, Melbye, le
peintre de marine si goûté; V. Hennequin,
Léon Plée, le vicomte de Lavalette, Charles
Lesseps, Castil-Blaze, etc., etc.

Ces personnages sont trop éminents, chacun
dans leur sphère, pour se laisser séduire par
une chimère ou vouloir tromper le public
par une assertion fausse. Pour que de pareils
juges se soient prononcés en faveur du magnétisme humain, il a fallu qu'il s'offrît à
leurs yeux sous les traits de la vérité pure.
Enfin, si leurs opinions n'obligent point à
croire, c'est un motif puissant d'étudier.

Les auteurs qui ont écrit sur le magnétisme,

depuis *Mesmer* jusqu'à nos jours, et qui se sont acquis le plus de réputation par des *faits*, n'ont fait que répéter ce que les auteurs qui les avaient précédés avaient écrit; leurs ouvrages n'ont fait que donner plus d'extension à la propagation pratique du magnétisme.

Les médecins ont longtemps nié, par esprit de spéculation, l'existence du magnétisme humain ; ce n'est qu'après une longue résistance et pliant sous le poids des *faits*, qu'ils l'ont accepté, comme phénomène *psychologique* et *physiologique* seulement; sans doute parce que, considéré sous ce point de vue, il ne touche pas à leur *clientèle*, mais ils persistent à lui refuser la *vertu curative*, et repoussent surtout la *lucidité des somnambules* pour reconnaître les maladies, leurs sièges, leurs causes et les remèdes qu'il faut y appliquer.

Les cures et les phénomènes magnétiques paraissent si extraordinaires, que les personnes qui ne les ont pas vus, ne peuvent y croire sur un simple récit et que celles qui les ont vus, ont besoin de les revoir plusieurs fois, tant, d'après les connaissances actuelles, elles semblent dépasser les bornes du possible.

Lorsqu'il s'agit d'expliquer les phénomènes magnétiques, il ne faut pas avoir la prétention d'arriver à une définition mathématique ; dans tous les cas, lors même que les explications de ces phénomènes seraient erronées, les *faits n'en restent pas moins une preuve évidente du vrai.* Or, parce qu'on ne peut pas expliquer un *fait,* on n'a pas le droit de le nier, et, au lieu de dire : « *ce n'est pas vrai* » on ferait mieux de dire : « *nous voulons voir et observer.* » Or, pour prononcer sur la *valeur médicale du magnétisme,* il faut témoigner de sa compétence autrement que par des dénégations hasardées ; il faut en étudier et en observer par soi-même les phénomènes.

L'erreur est facile et fréquente pour ceux qui se hâtent de prononcer, sans examen, ou après un examen superficiel, ce qui est encore plus nuisible et souvent sans remède.

Le magnétisme humain n'est pas le magnétisme animal. On appelle magnétisme, l'influence qu'exercent les corps entr'eux , soit par attraction, répulsion ou par contact. Or, le magnétisme existe dans les astres , les éléments, les minéraux, les végétaux, les animaux et enfin chez l'homme.

Le magnétisme humain est l'influence qu'exerce la *volonté* sur l'agent vital universel , lequel lui est entièrement subordonné.

La *volonté*, c'est l'idée ou le verbe, cause des causes d'une force et d'une portée incalculables.

Le magnétisme animal découle de l'influence universelle qu'exerce l'agent vital sur les corps animés qui, à leur tour, peuvent exercer une influence magnétique relative à leur nature élémentaire ; or, tous les corps animés ont leurs propriétés magnétiques relatives en nature et en forces animales.

L'homme peut, par son action magnétique, modifier et changer ses diverses influences magnétiques.

L'action magnétique de l'homme résulte de la *volonté*.

Le sentiment qni donne le plus d'impulsion à la *volonté* est celui de *l'amour du bien;* car l'amour du bien est le véhicule de l'âme, et pare notre esprit de tant d'ornement qu'il l'égale à la bonté de Dieu et le divinise.

Le magnétisme humain est relatif à *l'âme,* qui est composée d'une parcelle du grand tout *esprit,* et d'une parcelle du graud tout *vital;* de là, découlent ses deux propriétés, l'une *psychologique* et l'autre *thérapeutique.*

La première, au moyen du somnambulisme, rend à *l'esprit* du malade toutes ses facultés et rectifie ses écarts de l'état de veille; elle vient en outre puissamment en aide à la seconde pour les maladies du corps, en donnant aux somnambules la faculté de découvrir et d'indiquer leur spécifique.

Cette propriété donne des résultats immenses, certains, si on en fait usage avec prudence et toujours dans un but moral et utile; mais incertains, trompeurs et souvent nuisibles, si on veut la faire tourner au profit de ses intérêts, de ses passions ou de celles d'autrui.

La seconde propriété du magnétisme est éminemment *curative*, et remplit son but principal.

Les résultats de cette seconde propriété sont certains et jamais nuisibles, si le magnétiseur est expérimenté et animé d'une charité ardente.

Le magnétisme a la propriété de mettre en mouvement chez un malade, la *force vitale* affaiblie, déréglée ou suspendue, et de provoquer la crise indispensable pour rétablir l'harmonie dans le corps.

Le magnétisme est un appel de la *volonté* du magnétiseur au principe *vital* du malade, pour le faire rentrer à sa place ; ce principe désertant sous les mille formes que prend la maladie, rien d'étonnant que le magnétisme s'applique d'une manière également efficace à toutes ses formes.

Le magnétisme peut guérir tous les genres de maladies : il faut cependant reconnaître qu'il existe des cas dans tous les genres de maladies, qui exigent le secours des remèdes ; la Providence a mis à notre disposition le

4

somnambulisme pour les découvrir et les indiquer d'une manière certaine; mais dans ces
cas, les remèdes ne sont que des auxiliaires,
et le magnétisme reste toujours la base du
traitement et l'auteur principal de la guérison.

L'expérience prouve, que le magnétisme
peut guérir : les maladies de la *superficie du
corps*, les *fièvres*, *les inflammations, les spasmes ou convulsions, les essoufflements, les flux,
les douleurs, les faiblesses ou paralysies;* les
maladies nerveuses, telles que *l'épilepsie, la
folie* lorsqu'elle est provoquée par l'invasion
du sang au cerveau, les *idées fixes, les mélan-
colies, la monomanie* et *l'hystérie;* les maladies
cachectiques et les *difformités* des membres.

Le magnétisme peut guérir toutes les maladies, lorsqu'elles sont prises à leur début, et,
pourvu toutefois qu'il n'y ait pas d'organes
essentiels à la vie de profondément atteints,
comme : par exemple, dans la *phthisie* au
dernier dégré ; ce serait alors avoir la prétention de rendre à un organe la partie dé-

truite et de faire du magnétisme un *créateur*,
au lieu d'un *réparateur*.

On ne saurait apprécier, combien on ferait
avorter des maladies graves ou mortelles, si
l'on se fesait magnétiser, dès qu'on se sent
saisi par une indisposition.

Le préjugé qui existe contre l'emploi du
magnétisme, vient de l'ignorance où l'on est
de sa *vertu curative :* son efficacité dans les
maladies réputées incurables, est d'une grande
importance pour l'humanité ; il a souvent
donné les plus brillants succès dans les cas
les plus désespérés.

Le magnétisme opère en général des guérisons permanentes ; il est vrai que dans certains cas il a échoué ; il faut l'attribuer à
l'inexpérience de certains magnétiseurs, et à
l'ignorance où en sont les malades, des *propriétés*
et des *effets* du magnétisme. Le mal fait éprouver aux malades des douleurs que le magnétisme ne fait que reproduire, avec des modi-
fications insensibles ou violentes ; si ces mo-
difications sont insensibles, le malade croit

que le magnétisme ne peut rien sur lui ; si
elles sont violentes, il pense qu'il lui fait du
mal.

Dans le premier cas , le malade cesse de
se faire magnétiser , par découragement ; dans
le second cas , le malade est retenu par la
crainte.

C'est une idée généralement reçue, que le
magnétisme produit plus d'effets sur les tempéraments nerveux, que sur les autres tempéraments.

L'expérience démontre, que le magnétisme
agit aussi directement et aussi puissamment
sur les tempéraments bilieux , sanguins ou
lymphatiques, que sur les tempéraments nerveux.

Cela ressort de la nature du magnétisme
et de ses propriétés , puisqu'il s'applique également et aussi efficacement à toutes les maladies.

Les temperaments nerveux offrent des effets plus ostensibles , plus bizarres que les
autres tempéraments.

Les tempéraments sanguins éprouvent parfois des effets très-violents , moins effrayants
à la vue , mais plus dangereux que ceux
qu'éprouvent les tempéraments nerveux.

Les tempéraments bilieux et lymphatiques
présentent une insensibilité apparente , les
effets qu'ils éprouvent sont toujours faibles ,
à moins d'une complication de maux ou d'un
cas particulier. Cette insensibilité extérieure
expose souvent le malade à se décourager. Les
malades d'un tempérament bilieux ou lym-
phatique , ont besoin d'une confiance à toute
épreuve dans la puissance du magnétisme.

Les effets du magnétisme sont imprévus ,
variables à l'infini, et jamais identiques, mais
toujours salutaires , si le magnétiseur est expérimenté et animé d'une *charité* ardente.

Les effets du magnétisme se manifestent
généralement à l'extérieur, par des indices
plus ou moins saillants ; parfois ces indices
sont inappréciables ; mais les effets salutaires
n'en sont pas moins réels.

Les effets qui se produisent chez les malades qui ne dorment pas, sont :

Chaleur ou froid des membres, accéléra-
tion ou ralentissement de la respiration, augmentation ou diminution de la circulation,
pendiculations, bâillements, convulsions,
céphalalgie, raideur des membres, dureté
plus ou moins considérable des membres qui
servent à la locomotion ; insensibilité, spasmes, soupirs, rires convulsifs, déglutition
fréquente et difficile, sécheresse de la gorge
ou afflus plus ou moins considérable de salive ; la tête s'arque convulsivement en arrière
ou se penche en avant ; clignotement des
paupières, rougeur ou extrême pâleur du
visage, augmentation de transpiration ; souvent sueur abondante à la paume des mains.

Les effets qui se produisent chez les malades qui sont en somnolence magnétique, sont :

Sommeil léger, appelé somnolence magnétique, engourdissement des membres et du
tronc, difficulté et quelquefois impossibilité
de se soutenir, trouble des sens ; dans quel-

ques cas, ouverture brusque des paupières,
fixité des yeux, dilatation, immobilité de la
pupille, qui ne se contracte pas même par le
contact du doigt sur le globe oculaire.

Les effets qui se produisent chez les malades qui sont en somnambulisme, sont :

Sommeil profond, dit somnambulique,
dans lequel il y a plus ou moins de lucidité ;
vue au travers des corps opaques, prévisions
de toute nature, c'est-à-dire en dehors des
choses de pure conservation et souvent pour
d'autres personnes ; connaissance exacte du
temps écoulé pendant le sommeil ; fermeture
d'un ou plusieurs sens simultanément, ou
successivement, aux impressions extérieures,
avec transposition de l'un d'eux vers des organes doués ou chargés d'autres fonctions ;
ainsi, on peut voir sans les yeux, entendre
sans les oreilles, et se transporter en *esprit* à
de grandes distances, prendre connaissance de
ce qui s'y passe. Au sortir de cet état, oubli
total de ce qui s'y est passé.

Chez quelques malades, mais rarement,

extase ou ravissement de l'esprit, privation de la parole, interruption de tous rapports par les sens, même par le toucher ; vue de lieux éloignés et connaissance de ce qui s'y passe, à l'instant même ; la chaleur du corps diminue et le pouls cesse de battre. L'extase diffère essentiellement du somnambulisme lucide, et lui est supérieure.

Le magnétisme produit encore une infinité d'effets de détails, qui ne sont que la conséquence de ceux qui viennent d'être indiqués, et qu'il serait trop long et presqu'impossible de préciser. Il faut laisser à la nature le soin de produire ces effets ; car elle seule peut juger de leur opportunité ; il faut la laisser entièrement libre de les prolonger ou de les développer, de les transporter d'une partie du corps dans une autre, ou de les suspendre; c'est un travail mystérieux que le magnétiseur doit respecter; qu'il est seulement appelé à déterminer par son action, et à soutenir par l'*amour de guérir* et la *charité*.

Le magnétiseur ne peut produire tel ou tel

effet sur la première personne venue ; il ne peut que reproduire ceux qu'il a déjà produits : le *somnambulisme* par exemple, ou le *sommeil somnambulique*, ce qui n'est pas la même chose; encore faut-il qu'il ne se soit rien passé d'insolite dans l'organisation de la personne qui a été déjà magnétisée.

Le magnétiseur ne peut pas surtout, à volonté, reproduire tel ou tel phénomène psycologique ; cela ne dépend ni de la volonté du magnétiseur, ni du fluide magnétique. La volonté et le fluide magnétique ne sont que des instruments intermédiaires, qui servent à dégager *l'esprit* des liens de la matière; alors *l'esprit* étant dans son *tout*, et par conséquent dans la plénitude de ses facultés, il peut savoir et faire connaître, selon le degré de sa lucidité, ce qui se trouve, et ce qui se passe à des distances plus ou moins éloignées.

L'action magnétique transforme l'organisation des malades et change pour ainsi dire leur naturel : l'intelligence s'agrandit, elle acquiert une pénétration, une lucidité, une pré-

cision merveilleuses ; le cœur se dilate, et tout
l'ensemble de l'organisation acquiert plus de
vigueur.

Les effets du magnétisme se manifestent
généralement par trois espèces de crises :

Crises sans sommeil ;

Crises en somnolence ;

Crises en somnambulisme.

On appelle crise un redoublement de souffrances ; les crises aident les efforts de la nature chez le malade pour le délivrer du mal.

Les efforts de la nature réussissent assez
généralement lorsque le mal est à son origine ,
et ne constitue qu'une indisposition ; mais si
ces efforts sont impuissants , alors commence
la maladie. Quand la maladie est devenue grave
et ancienne , par l'insuffisance des moyens
qu'on a employés pour la combattre, presque
toujours les efforts de la nature échouent et le
malade conserve ses maux ou succombe. Parmi ces malades il y en a bon nombre qui ont
des intuitions, des visions, des pressentiments,

et on les taxe d'extravagants, d'hallucinés, de fous ; il n'en est rien pourtant.

Ces prétendues hallucinations ne sont que le cri de la nature qui appelle le magnétisme à son secours. Il est bien rare que ces malades ne soient pas guéris par le magnétisme.

Les crises magnétiques sont internes ou externes, visibles ou invisibles, faibles ou fortes ; pendant leurs cours, toutes les maladies latentes ou déclarées anciennes ou récentes, se réveillent, se développent, prennent de l'intensité et parcourent leurs diverses périodes pour disparaître sans retour. Aussi le malade est-il souvent étonné, et quelquefois effrayé, de ressentir d'anciennes douleurs qu'il croyait éteintes pour toujours.

Toutes les crises magnétiques provoquent un travail merveilleusement combiné, pour rétablir l'harmonie dans l'organisation du malade.

Si la maladie est récente ou accidentelle, les effets du magnétisme sont prompts et parfois d'une rapidité qui tient du miracle.

Si la maladie est ancienne, qu'elle soit passée à l'état chronique ou constitutionnel, les effets du magnétisme peuvent être fort lents, mais ils sont toujours efficaces, en ce sens qu'ils modifient en mieux l'état du malade, s'il y a impossibilité de le guérir ; ce qui arrive malheureusement trop souvent, parce que l'on n'a recours en général au magnétisme qu'après avoir perdu tout espoir dans la médecine ordinaire, et qu'elle vous a déclaré *incurable*.

De nombreuses cures opérées sur ces prétendus *incurables*, prouvent heureusement qu'il ne faut jamais désespérer de la puissance magnétique.

Les effets du magnétisme se produisent après la magnétisation chez certains malades, et ne sont que la continuation visible du travail de la *nature* qui, sans cesse attentive, fortifiée et mise en jeu par le magnétisme, les détermine quand ils sont nécessaires, et cela sans le concours de la *volonté* du magnétiseur et en son absence ; de même qu'elle provoque ceux qui sont invisibles et passent inaperçus.

Beaucoup de gens se sont récriés sur la prétendue *inconstance des effets magnétiques*, et sur l'*impossibilité de leur appliquer les lois physiologiques*.

Mais si ces gens-là avaient voulu commencer par constater l'insuffisance scientifique de la plupart des travaux opérés sur la physiologie humaine par les médecins modernes; s'ils avaient voulu comprendre, que le moindre médecin qui a un peu observé, en sait plus long que n'en indiquent ces traités pleins de matérialisme; s'ils avaient voulu mettre en présence et faire réagir l'une sur l'autre, toutes les causes physiques et psycho-physiologiques, causes diverses appelées improprement morales; causes qui peuvent *modifier à l'infini les effets magnétiques*.

En général, on a une opinion exagérée de la dépendance du magnétisé envers le magnétiseur; cette opinion est d'autant plus fausse, que le magnétisme est le plus puissant élément moral de *sympathie*. Un grand nombre de magnétiseurs s'exagèrent leur puissance magnétique;

la puissance magnétique est immense, il est vrai , si on en fait un noble et salutaire usage; mais elle se brise comme verre , si l'on veut en abuser. La puissance magnétique est passagère et n'est réelle qu'autant qu'on l'exerce dans l'intérêt des malades, toujours selon les lois de la nature. Le magnétiseur qui exerce son action pour guérir des malades , ne peut s'empêcher de les aimer ; l'intérêt qu'il leur porte est infiniment plus vif que celui du médecin. Les procédés qu'emploie le magnétiseur partent tous du cœur, et le forcent à s'identifier avec les malades. Les maîtres dans l'art médical ont posé en principe : « *Compatir et sympathiser, c'est guérir.* » L'affection du malade, pour son magnétiseur, prend sa source dans le cœur; celle qu'il paraît ressentir pour le médecin a pour principe la peur de la mort.

L'entraînement du malade vers son magnétiseur cesse avec la maladie qui lui a donné naissance ; cet entraînement a le besoin pour base , et la nature pour moteur. Tant que le malade sent que le magnétiseur lui est néces-

saire et lui fait du bien, un sentiment instinc-
tif le pousse vers lui ; dès qu'il est guéri, il s'en
éloigne, et cette espèce d'attraction cesse pour
faire place à un sentiment de reconnaissance,
plus souvent d'indifférence, et quelquefois
d'ingratitude. Si l'entraînement du malade sur-
vivait à la guérison, ce serait aussi déplora-
ble pour le magnétiseur que pour le malade.

Beaucoup de personnes n'osent avoir recours au magnétisme, parce qu'il n'a pas encore pris rang dans la science médicale ; jusqu'à présent ses phénomènes psycologiques s'y
opposent. Quant à ses procédés pratiques,
c'est bien différent ; on peut affirmer aujour-
d'hui que, malgré les opinions divergentes des
vrais magnétiseurs sur certains points, ils
forment une science qui a ses règles fondamentales sanctionnées par l'expérience, et qui
ne peuvent être infirmées par des exceptions
qui tiennent à la diversité de l'organisation
humaine, mais qui cependant ne s'écartent
pas d'une loi générale.

On ne peut raisonner sur le magnétisme

que par déduction, en s'appuyant sur une série de *faits* incontestables. Du reste, la médecine ordinaire n'est autre chose qu'une science conjecturale, fort incertaine et sujette à de nombreux et déplorables démentis, de l'aveu même de ses plus chauds partisans. N'est-il pas alors inconséquent de la préférer au magnétisme, qui n'offre pas les mêmes inconvénients, et d'exiger pour l'accepter une démonstration pour ainsi dire mathématique?

Les rationalistes, qui croient au magnétisme, pensent que l'on parviendra à en faire une science exacte, avec ses règles certaines, et à reproduire tous les phénomènes d'une manière invariable, en étudiant les organes humains.

Cette opinion leur vient de ce qu'ils ne voient dans l'homme que des organes ayant l'intelligence des fonctions qui leur sont propres. Pour nier la participation d'un principe spirituel, ils s'abritent derrière les théories plus ou moins savantes de nos docteurs medecins, et s'appuient surtout sur les expérien-

ces de M. *Flourens* de l'Académie Française,
sur le cerveau des animaux ; expériences très
intéressantes sans doute, qui prouvent qu'on
peut les priver successivement de toutes leurs
facultés ; ce qui conduirait logiquement au
matérialisme, en les appliquant à l'homme, sans
la révélation retrouvée par M. de *Puysségur*.

Heureusement le somnambulisme magnétique a surgi, pour arrêter sur les bords de cet
abîme sans fond, ceux que l'orgueil scientifique n'aveugle pas.

Le phénomène de la transposition des sens
dans le sonambulisme magnétique, phénomène que la médecine reconnaît avoir lieu
dans certains cas de catalepsie spontanés,
prouve jusqu'à l'évidence que nos organes ne
sont que des instruments de manifestation pour
notre *esprit;* le cerveau pour les facultés intellectuelles, les autres organes pour les fonctions animales. Nul doute que si par exemple
vous altérez chez un homme la cavité du cerveau qui remplit les fonctions de la mémoire,
il la perdra ; ce résultat peut être l'effet d'une

maladie. *Artifice* ou *maladie*, prenez ce même homme, plongez-le en somnambulisme magné-tique, appelez son esprit sur une partie quel-conque de son corps, cette partie remplira les fonctions de la mémoire aussi-bien que la cavité du cerveau privé de cette faculté. Aussi, trouve-t-on des somnambules magnétiques qui, sans que leur organe soit altéré, voient par *l'épigastre*, le *dos* et par les *pieds;* d'autres entendent par la *nuque*, *l'épigastre* et par les extrémités des *doigts*, etc., etc....

Pourquoi ces phénomènes si extraordinai-res en apparence? C'est que leur esprit est appelé sur ces parties, que son siége n'est pas seulement dans notre cerveau, mais dans tout le corps, dont il surveille la plus infime par-celle.

D'où vient encore qu'un somnambule ma-gnétique voit, les yeux clos, et à de grandes distances, des objets qu'il ignore en état de veille? je dis *qu'il ignore*, pour qu'on n'ob-jecte pas que c'est une opération de sa mé-moire; si c'est un de ses organes qui jouit de

cette faculté, que l'on dise où est son siége !
Ce phénomène ne peut s'expliquer que par
l'existence d'un principe spirituel en nous;
c'est son *esprit* qui, au moyen de son corps
fluidique, peut percevoir par lui-même, sans
l'entremise des organes corporels, les choses,
soit spirituelles, soit corporelles qui existent
dans l'univers.

Les phénomènes magnétiques nous jettent
dans l'inconnu, à cause de l'union intime de
l'esprit et de la matière et de l'influence ré-
ciproque qu'ils exercent l'un sur l'autre; de
cette solidarité mystérieuse naissent l'incertitude, le doute et parfois les ténèbres; de là,
sortent des controverses animées sur des
théories qui ne peuvent reposer que sur la *foi*
et dans lesquelles la raison humaine ne joue
qu'un rôle secondaire. Or, la *foi* ne peut
naître que des *faits* dont l'appréciation dépend
du point de vue où se place l'observateur.

Les incrédules n'ont rien négligé d'abord
pour mettre les faits magnétiques en doute, et
ensuite pour en contester entièrement l'exis-

tence ; cela ne doit point nous surprendre, puisqu'il y en a qui sont assez impies pour nier
l'existence de Dieu.

L'histoire est parsemée de faits magnétiques ; si on ne les nie pas, tout inexplicables
qu'ils sont, pourquoi nier les phénomènes
magnétiques qui se reproduisent tous les jours
sous nos yeux? Est-ce parce qu'ils n'offrent
aucune explication scientifique? Ils méritent
d'autant plus l'attention, qu'ils justifient la réalité de tous les faits surnaturels à nos yeux,
que la tradition nous a transmis probablement dénaturés par l'ignorance , et la supers-
tition ; mais lorsque le magnétisme sera généralement répandu , on connaîtra facilement
la cause de ces faits prétendus surnaturels.
Ridicule inconséquence ! Les personnes qui
refusent de croire aux effets salutaires du
magnétisme, si elles se décident à y avoir recours, exigent de lui des effets plus merveilleux que ceux dont elles nient la possibilité ,
soit par amour propre, soit par entêtement ;
elles cachent souvent ce que le magnétisme

leur fait éprouver et prétendent être guéries
dans quelques séances de maladies invétérées.

Quand des personnes dignes de foi affir-
ment aux médecins avoir été guéries par le
magnétisme, ces Messieurs répondent : « Quelle
» folie ! pouvez-vous croire à de semblables
» absurdités et à ceux qui les débitent ? vous
» étiez malade imaginaire, ou, si votre ma-
» ladie était réelle et que vous soyez rétablis,
» ce n'est pas au magnétisme qu'il faut l'at-
» tribuer : c'est que vous deviez guérir. »

Ces Messieurs pourraient avoir raison, s'il
s'agissait de quelques cas isolés, de cures
éparses et rares ; mais le magnétisme offre des
guérisons en foule. Convenez dès-lors que
les magnétiseurs sont des gens bien heureux
ou bien habiles pour arriver presque toujours
à point nommé lorsque le malade doit guérir,
surtout quand il est incontestable qu'on ne les
appelle qu'après avoir épuisé toutes les ressources de la médecine ordinaire.

Beaucoup de magnétiseurs sont cent fois
plus coupables que les médecins, car ils abu-

sent de la faculté magnétique, tandis que les médecins ne font que reculer devant elle et la repoussent, parce que cette faculté menace leur existence et met à néant le fruit d'études longues, pénibles et dispendieuses.

Le but du magnétisme n'est pas de donner des soirées divertissantes ou lucratives, de faire voyager sans utilité les somnambules, au moyen de la transmission de la pensée; de les faire jouer aux cartes, de les foudroyer, de martyriser leur corps à tout propos pour prouver leur insensibilité; de les soumettre enfin à une foule d'expériences plus absurdes et plus dangereuses les unes que les autres.

L'unique but du magnétisme est de guérir les maladies, et par les révélations que nous apporte le somnambulisme, de nous apprendre à mieux nous connaître, et à nous conduire en homme de bien en pratiquant la *charité* dans toute sa plénitude.

CHAPITRE II.

SOMNOLENCE ET SOMNAMBULISME MAGNÉTIQUE.

La somnolence magnétique est un état intermédiaire entre l'état de veille et le somnambulisme magnétique.

La somnolence s'obtient assez communément ; sur cent malades magnétisés, on peut la produire sur la moitié au moins.

Il existe des degrés dans la somnolence magnétique, comme dans le somnambulisme ; elle se rapproche de lui et a des points de ressemblance tels que parfois on la confond avec le somnambulisme.

Dans la somnolence magnétique, les yeux sont fermés comme dans le somnambulisme ;

mais le sommeil est moins complet; non-seulement le malade conserve l'ouïe et la sensibilité, mais ces deux sens sont infiniment plus développés qn'en état de veille.

Les phénomènes physiologiques que présente la somnolence magnétique, sont presque aussi remarquables que ceux du somnambulisme; car elle le précède, et il est rare, en effet, qu'il arrive sans qu'elle serve de transition entre lui et l'état de veille.

La somnolence magnétique mérite d'être étudiée attentivement, parce qu'elle sert d'introduction au domaine du somnambulisme dont elle nous fait entrevoir tous les phénomènes en les reflétant dans l'intervalle des crises qu'elle provoque. Le malade éprouve un bien-être délicieux, d'autant plus précieux pour lui qu'il se le rappelle à son réveil; avantage que ne présente pas le somnambulisme qui ne laisse aucun souvenir après lui.

La somnolence magnétique est un somnambulisme incomplet; les magnétiseurs qui exercent des expériences sur des personnes en

état de somnolence , ne doivent pas être surpris qu'elles soient mêlées d'erreur et de vérité.

La somnolence magnétique précède le somnambulisme ; mais si elle devient ancienne ,
le malade passe de la somnolence au somnambulisme pour quelques instants seulement ;
elle donne dans ce cas au malade la faculté de
la transmission de la pensée , quelques éclairs
fugitifs de lucidité pour leur santé, et parfois,
mais bien rarement , pour la santé des autres.

Le somnambulisme magnétique n'est ni un
état de veille , ni un état de sommeil absolument parlant ; mais c'est une combinaison de
ces deux états : c'est un mode particulier
d'exister.

Lorsque les *deux grands tout* qui donnent
la *vie* et l'*intelligence* à l'espèce humaine seront compris et bien définis , on trouvera facilement une dénomination qui donnera une
idée précise du somnambulisme magnétique
lucide.

L'homme possède en lui , à part la matière

6

brute, une parcelle du *grand tout esprit*, et une parcelle du *grand tout vital*. La parcelle *esprit* contenue dans chaque individu, étant unie à la parcelle du *tout vital*, constitue l'*âme*. L'*esprit* est une certaine lumière, créée à l'image du Verbe, la cause des causes, scellée du sceau dont le caractère est le Verbe éternel.

L'*esprit* est une substance indivisible, et réagissante sur elle-même, présente à chaque partie du corps humain ; cette substance est uniforme et rationnelle, d'une condition élevée, bien au-dessus de tous les corps matériels ; elle ne se divise pas comme la matière par des choses au-dessous d'elle, mais seulement par la cause qui l'a produite : c'est une substance indépendante de toutes les lois corporelles ; c'est pourquoi elle n'est point sujette à division et à multiplication par parties.

L'*esprit* vient immédiatement de Dieu, il se joint, par des moyens convenables, au corps matériel ; c'est au moyen d'un petit corps d'air ou véhicule éthéré, dont l'esprit se trouve revêtu, qu'il s'infuse dans le milieu du cœur, qui est le centre du corps humain ; de là, s'unissant au principe *vital,* il se joint à toutes les parties du corps , se plonge dans les humeurs , et s'approche de tout également de plus près qu'il peut ; mais quand, par la violence d'une maladie, ou par un accident violent, les moyens qui l'unissent au principe *vital* viennent à manquer, il fait un retour sur son point central , qui est le milieu du cœur ; le principe *vital* venant à manquer ou à s'éteindre , l'*esprit* abandonne le cœur , l'homme meurt et l'esprit s'envole avec son véhicule d'air ou corps sidéral.

Le principe vital est une substance fluidique , qui sert d'agent intermédiaire entre l'*esprit* et le corps.

Le principe vital est le principe qui met l'*esprit* en communication avec les objets physiques intérieurs et extérieurs. Or , le *principe vital* forme le lien de ces rapports, il est l'instrument de l'âme dans la perception des choses matérielles. *Le principe vital* est l'instrument de l'esprit dans ses rapports avec le monde physique ; il est en même temps , le principe des fonctions organiques dont l'ensemble constitue la *vie*. Ce principe est aussi l'agent de la sensation et du mouvement. L'*esprit* ne se manifeste que par un corps ; il ne peut même se manifester dans ce corps , qu'autant qu'il a *vie*.

L'*esprit* exerce une surveillance plus ou moins directe sur le *principe vital ;* cette surveillance a pour objet d'entretenir la communication du *principe vital* à la matière *brute*.

Hippocrate appelait le principe vital : *humide radical* , principe de la vie et la cause de sa durée.

Scarron dit :

L'*humide radical* dans mon cœur se dissipe ,
Mon esprit s'en altère, et mon corps s'en constipe.

Ficin , qui écrivait en 1460 , appelait le *principe vital : substance vaporeuse,* qui tient le milieu entre le corps et l'esprit , non par sa nature, mais par ses fonctions, et pouvant les affecter tous les deux.

L'*esprit* se matérialise en s'unissant au *prin-cipe vital*. De l'union plus ou moins intime de l'*esprit* avec le *prnicipe vital* , découle que , plus l'*esprit* est sous le joug du *principe vital* , plus l'*esprit* se matérialise. Or l'*esprit* se déga-geant du *principe vital* et se rapprochant de son *tout* , possède toutes ses facultés *spirituelles*.

Dans le somnambulisme magnétique lucide, il y a désunion des *deux principes* qui compo-sent l'*âme* : l'*esprit* remonte vers son *tout* , et jouit de toutes ses facultés ; le *principe vital* remonte vers son *tout*, et sa communication à la matière *brute* devient plus directe au sortir de cet état ; dans cette désunion, le corps con-serve un reflet de l'union des *deux principes* qui composent l'*âme*, reflet qui empêche la dé-sunion complète , c'est-à-dire la mort. Le corps des somnambules lucides subit en ce moment une mort momentanée ou plutôt il y a suspension de la vie ordinaire ; cependant toute communication de l'*esprit* au *principe vital* et du *principe vital* à la matière *brute,* n'est pas complétement interrompue , autrement la mort s'ensuivrait; le corps conserve un reflet de la communication du *principe vital* à la matière *brute* par une faible surveillance de l'esprit sur le *principe vital* ; ce qui empêche la désunion complète.

Lorsque la désunion des *deux principes* qui composent l'*âme*, s'opère chez un somnambule lucide, il se dégage une *émanation fluidique du principe vital spiritualisé* qui va se joindre au *principe vital* contenu dans un autre individu ; c'est par la communication de cette *émanation fluidique* que les somnambules lucides savent ce qui se passe dans l'*esprit* des autres, de même qu'ils ressentent momentanément les maladies des autres comme s'ils les avaient eux-mêmes; d'où il résulte que les somnambules lucides s'identifiant avec la nature morale et physique de leurs semblables, peuvent explorer ces deux natures et nous indiquer les remèdes à leurs maux.

La communication de l'*émanation fluidique*. qui se dégage des *deux principes* qui constituent l'*âme*, expliquent tous les phénomènes de la

sympathie , de la transmission et de la sous-
traction de la pensée , et des traits de lucidité
dans l'ordre des choses possibles, qui se produisent dans l'état de veille et dans l'état magnétique.

La théorie des deux *grands tout* qui donnent la *vie* et l'*intelligence* à l'espèce humaine,
est uniquement déduite des *faits*, et purement
psychologiques ; théorie qui a l'avantage de satisfaire l'esprit et la raison, et qui renferme la
clef de tous les phénomènes magnétiques.

Le phénomène qui se passe sur la partie spirituelle de l'*âme* nous donne la clef des divers
degrès de lucidité chez les somnambules magnétiques , à mesure que la partie spirituelle
de l'âme franchit un des échelons qui la sépare de son *tout : l'esprit*, et se rapproche de
lui ; le somnambule se dépouille successivement de tous les défauts de l'état de veille ,
et revêt progressivement les qualités de l'*esprit* jusqu'à ce qu'elle arrive au sommet de l'é-
chelle qui les sépare.

Parvenu à ce point, le somnambule, presque

dégagé des liens de la matière, jouit de toutes les facultés de l'esprit et nous éblouit par la pureté et la grandeur de ses sentiments.

Mais la partie spirituelle de l'âme ne peut se maintenir à cette hauteur pendant toute la durée du sommeil, et dans la marche descendante qui doit nécessairement succéder à la marche ascendante, le somnambule perd graduellement toutes les qualités qu'il a conquises, et reprend, en retombant sous le joug de la matière, tous les défauts de l'état de veille.

Un fait très remarquable, c'est que dans la marche ascendante de l'*esprit*, la voix du somnambule s'adoucit, son accent s'épure, et que dans la marche descendante l'un et l'autre reprennent leur cachet ordinaire.

La marche ascendante et descendante de la partie spirituelle de l'âme, pendant le sommeil magnétique, explique comment un somnambule peut être lucide et non lucide dans le même sommeil, et comment ses facultés sont journalières. La marche ascendante et descendante de la partie spirituelle de l'âme n'est pas *une continue* , elle ne commence pas et ne termine pas le sommeil somnambulique ; elle est *intermittente* et journalière ; il y a des sommeils où elle n'a pas lieu , par exemple, lorsque le corps est constamment en crises pendant leur durée, ou qu'il a besoin de repos absolu; alors la partie spirituelle de l'âme applique uniquement ses facultés au retour de la santé du somnambule, et surveille le travail de la nature.

Pendant cette surveillance mystérieuse, si vous appelez *l'esprit* du somnambule sur un autre objet plutôt que sur sa santé, il ne veut ou ne peut détourner son attention d'un travail qui doit passer avant tout et reste sourd à votre appel. Si un somnambule, tourmenté dans ce moment-là par le magnétiseur, répond , il ne peut être lucide, et tout ce qu'il dit est faux : cela est si vrai, qu'un somnambule bien guidé, vous dira dans ce cas : « *Je vous répondrai tout à l'heure*, ou bien, *tel jour*.

Quand on interroge un somnambule pendant

la marche ascendante de la partie spirituelle de son *âme*, sa lucidité ne fait pas défaut et grandit à mesure que cette marche tend à se rapprocher de son *tout : l'esprit;* si au contraire on l'interroge pendant la marche descendante, sa lucidité décroît à mesure que la partie spirituelle de son *âme* se rapproche de la matière et s'éteint quand cette marche est terminée.

Ainsi, grande lucidité chez les somnambules lorsque la partie sprituelle de leur âme est dans son *tout : l'esprit;* plus de lucidité quand elle est redescendue vers la matière, c'est-à-dire qu'elle est rentrée dans les conditions de l'état de veille, ou pour mieux dire, qu'elle a rejoint le *principe vital* dans l'anneau qui unit les deux principes de *l'âme.*

Un signe infaillible pour reconnaître que la marche descendante de la partie spirituelle de l'âme est accomplie et que la lucidité est absente, c'est quand le somnambule devient bavard et rieur.

Le somnambule chez lequel la partie spirituelle

de l'âme opère sa marche ascendante , parle peu, et sourit à peine avec une finesse exquise ; à mesure que sa lucidité grandit , il devient plus sobre de paroles, et son sourire acquiert la naïveté et la pureté de celui de l'enfance et disparaît comme un éclair.

Les somnambules chez lesquels la marche ascendante et descendante de la partie spirituelle de leur âme n'a pas lieu jusqu'à un certain degré , sont sans lucidité ou du moins n'en ont que de rares et faibles éclairs ; mais cette marche existe toujours assez pour leur donner l'insensibilité et l'absence de l'ouïe.

La lucidité des somnambules ne se manifeste en général , d'une manière sensible , qu'après quelques jours , elle ne se soutient pas au même degré pendant toute la durée du sommeil et subit diverses phases dans le cours de leur traitement ; elle suit la marche et les progrès du magnétisme dans sa lutte contre la maladie ; elle se développe et grandit progressivement comme l'action magnétique jusqu'à ce qu'elle atteigne son apogée ; arrivée

là, elle s'y maintient pendant quelques temps,
puis elle décline à mesure que le mal diminue, pour disparaître enfin avec le sommeil,
lorsque la guérison est complète.

Le mal, la lucidité et les effets du magnétisme, parcourent une double échelle et
s'évanouissent quand leur marche ascendante
et descendante est terminée.

Les somnambules magnétiques lucides *connaissent et prévoient le travail de la nature et
ses besoins; ils prescrivent avec certitude les
quantités, les combinaisons des remèdes dont leur
esprit, jouissant de toutes ses facultés, connaît
les propriétés, l'heure précise et l'ordre dans lequel il faut les prendre pour qu'ils produisent
leur effet.*

*Aussi est-il indispensable de se conformer avec
une exactitude minutieuse à leurs ordonnances, sinon, ils s'en aperçoivent dès qu'on se représente
devant eux; ils grondent si l'on persiste deux
ou trois fois dans l'inexactitude et refusent absolument de s'occuper davantage du malade.*

La lucidité des somnambules magnétiques,

bien guidés, est infaillible pour les maladies.

Tous ne voient pas tout, puisqu'ils n'arrivent pas tous au même degré et que leur lucidité n'est pas égale, mais tout ce qu'ils voient en matière de maladie est exact.

Il n'en est pas de même pour la vue à distance et les prévisions : ils sont sujets, dans ces cas, à de fréquentes erreurs, surtout si on les sollicite, sans motif raisonnable ou par pure curiosité. En général, la lucidité des somnambules magnétiques est spéciale pour le traitement des maladies; cependant il en est quelques-uns qui n'aiment pas à s'en occuper, et qui préfèrent diriger leurs facultés vers d'autres objets ; d'autres, qui entrevoient et qui sont même lucides, mais qui ne s'en soucient pas, c'est un trésor que l'expérience leur montre souvent plus nuisible qu'utile. D'après les souvenirs de l'état de veille ; l'exercice de la lucidité leur paraît peu compatible avec une bonne santé, ils y renoncent, ou ne s'en servent que pour eux-mêmes ; d'autres, encore, sont très-indolents, ils parlent à peine, et

7

restent dominés par la crainte des idées de l'état de veille. C'est aux magnétiseurs à étudier leurs dispositions, et surtout à s'assurer si elles ne viennent pas des idées dont ils sont préoccupés eux-mêmes; car les somnambules s'identifient volontiers avec les pensées de leur magnétiseur.

Un somnambule magnétique prend facilement les idées de son magnétiseur ; il est donc bien essentiel de s'isoler quand on l'interroge; car, pour s'épargner la peine de chercher, il pourrait fort bien user, de la faculté qu'il a de lire dans votre pensée , et vous donner votre opinion pour la sienne. Pour obvier à ce grave inconvénient , tout magnétiseur , qu'il soit médecin, ou non, doit s'abstenir de juger la maladie , ou de se former une opinion sur la question qu'il adresse au somnambule. Si le magnétiseur n'a pas la force de s'isoler , il a un moyen bien simple d'y parvenir ; qu'il interdise au somnambule , par sa volonté , de lire dans sa pensée ; il est certain que tous les efforts du somnambule viendront se briser contre cette défense; car, tout ce que le magnétiseur commande , dans un but utile, réussit.

L'expérience prouve , qu'il est prudent de laisser un somnambule à son ignorance de l'état de veille, et entièrement livré à sa nature ; sans doute, il commettra des erreurs de langage, emploiera des termes impropres, dénaturera le nom des plantes, estropiera celui des remèdes ; quelquefois même il désignera un organe pour un autre, et se trompera sur la place qu'il occupe. Qu'importe l'imperfection de la forme si le fond est bon ! Il ne faut point pour cela mal augurer de sa lucidité, et ne pas avoir foi dans ce qu'il dit ; car , à coup sûr, s'il se trompe sur les mots, il ne se trompera pas sur la maladie, son siége, sa cause et ses effets ; sur la propriété, les doses, l'ordre, l'opportunité et l'efficacité des remèdes qu'il prescrira, en vous indiquant à l'heure fixe les résultats qu'ils amèneront. Lors même que son ordonnance serait bizarre par la forme de son application , et contraire à toutes

les idées reçues en médecine, on peut la suivre en toute assurance, car c'est la nature
qui le guide, et si nous ne connaissons pas
tous les secrets de la nature, nous savons du
moins qu'elle ne se trompe jamais.

On est assez généralement porté à croire
que les personnes, dont l'esprit est cultivé,
sont plus susceptibles de lucidité, que celles
dont l'esprit est inculte. L'expérience prouve
tous les jours le contraire.

Les facultés médicales des somnambules
lucides les plus éminentes, se rencontrent principalement chez les personnes *simples* et *d'une
bonne nature,* dont le *cœur* est resté *pur, et dont
les mœurs n'ont pas été corrompues par le contact de la société, et que l'esprit n'a pas été usé
par l'étude ; par exemple chez les habitants de
la campagne, s'ils ont conservé leur simplicité
rustique dans toute sa naïveté.*

Le somnambulisme magnétique lucide arrive chez les malades qui se font magnétiser,
lorsque la nature le réclame, quel que soit le
tempérament; il arrive souvent à l'improviste

soit par des *passes*, soit en touchant la partie la plus douloureuse du corps, ou le siége de la maladie, et quelquefois en touchant une partie du corps dont le malade ne se plaint pas. La nature n'accorde le somnambulisme lucide, que lorsqu'il est nécessaire pour guérir ; on ne doit le désirer que pour le faire tourner au profit de la santé des autres malades, et non pour le plaisir de jouir des phénomènes qu'il présente.

Le moyen le plus sage et probablement le plus sûr, pour obtenir le somnambulisme lucide chez un malade, c'est de ne pas y penser lorsqu'on le magnétise, et de le magnétiser dans le but de le guérir.

Le vrai magnétiseur doit attendre le somnabulisme lucide, et l'accepter quand il arrive ; il peut le *désirer*, mais jamais le *forcer* ; s'il est nécessaire à la guérison du malade, la nature saura bien l'accorder sans efforts ; alors il sera *lucide*, *léger*, *réparateur* et *bienfaisant*. Si, au contraire, on le lui arrache à force d'énergie et de persévérance, et je sais que

c'est possible , bien que très pénible , il est
sans *lucidité , lourd, perturbateur* et *malfai-
sant.*

La *nature seule* donne le somnambulisme
magnétique lucide, avec toutes ses éminentes
facultés ; nul ne peut se flatter de l'obtenir en
la violentant.

Si la nature l'accorde , on doit en user avec
sagesse.

Si la nature le refuse, il ne faut pas insister,
sinon , on se prépare le regret d'avoir fait du
mal inutilement aux malades.

Le somnambulisme magnétique lucide est
amené par la maladie, et disparaît avec le retour de la santé. *Il donne en général un sommeil rafraîchissant et réparateur , qui , au lieu
d'empiéter sur le sommeil de la nuit, le rend plus
calme, plus long , et le ramène quand il faut.*

Puisque le somnambulisme magnétique lucide est un état passager dont la fin est le retour de la santé, le vrai magnétiseur doit sou-
haiter de perdre ses somnambules.

Cette perte n'est regrettable que parce que

le magnétisme n'a pas encore acquis le droit
de cité parmi nous. Quand il sera généralement
pratiqué, elle sera facile à réparer, et, pour
un somnambule perdu, on en trouvera dix. Il
faut donc s'attacher aux somnambules tempo-
rairement, d'une affection toute paternelle,
quel que soit le sexe, être animé du désir
de rétablir leur santé, de profiter de leurs facultés lucides, dans l'intérêt de la santé des malades, et non pour en jouir pour sa propre satisfaction.

Les signes auxquels on peut reconnaître que
le somnambulisme lucide arrive, sont :

La contraction des sourcils et des muscles
faciaux ;

Le trouble des yeux ;

La pesanteur des paupières ;

La pendiculation des joues ;

De légers tremblements nerveux de la tête,
des bras, des doigts et des jambes ;

La déglutition active et pénible en apparence ;

Une torpeur générale.

Tous ces signes disparaissent quelquefois rapidement ; il s'opère chez le magnétisé une espèce de détente qui dégage le fluide qu'il reçoit, et le sommeil fuit ; lorsque le malade suit des yeux la main du magnétiseur, il est rare qu'il échappe au sommeil ; ses paupières ne tardent pas à se fermer, et le somnambulisme est à peu près certain.

Le signe le plus positif de l'arrivée du sommeil, c'est l'impressionnabilité extérieure des centres nerveux : *le cerveau et l'épigastre*. Les signes certains pour reconnaître si le somnambulisme est réel, et ne pas le confondre avec la somnolence magnétique, sont :

L'insensibilité et la convulsion de la pupille vers les frontaux.

Dès que le somnambulisme magnétique se déclare chez un malade, le magnétiseur doit lui faire ces questions :

1° Quelle est l'heure qui convient à vos sommeils ?

2° Quel est le jour ?

3° Vous faut-il plusieurs sommeils par jour?

4° Combien de temps voulez-vous dormir ?

Le somnambule a toujours assez de lucidité pour répondre à ces questions d'une manière infaillible ; la dernière question doit être faite dans tous les sommeils, parce que leur durée est variable ; s'il y a quelque changement à faire, ce qui n'est pas fréquent, le somnambule ne manque pas d'en avertir son magnétiseur.

Une fois l'ordre du traitement établi, il faut bien que le magnétiseur se garde de l'intervertir, à moins d'une circonstance fortuite et d'une raison légitime, sinon, il nuirait à la lucidité du somnambule et à sa santé, si ces changements étaient trop réitérés.

Un sommeil qui est bienfaisant dans un instant donné et pendant un laps de temps fixé, devient nuisible dans un autre moment, si on le prolonge ou si on l'abrège. La raison en est simple : quand les somnambules fixent le jour, l'heure, le nombre et la durée de leur sommeil, ils sont guidés par leur lucidité ; ils connaissent l'instant précis où la nature demande à faire son travail mystérieux, et la durée de ce travail. L'avancer ou le retarder, l'abréger ou le prolonger, c'est contrarier la nature, et s'exposer à neutraliser ou rendre nuisibles les efforts qu'elle fait pour vaincre le mal.

C'est un vice capital chez le magnétiseur, d'exiger d'un somnambule à peine endormi, des expériences et des traits de lucidité.

Cette manière de procéder offre déceptions et dangers.

Déceptions, parce que si vous l'interrogez, pendant qu'il s'opère une crise intérieure et sourde, son *esprit* ne peut être lucide, alors que son corps est en travail et souffre.

Dangers, parce que vous pouvez interrompre une crise commencée, en en provoquant une que la nature ne réclame pas, en le faisant travailler dans un moment où le repos est nécessaire ; enfin, parce qu'il peut s'en déclarer une utile pendant que vous occupez son esprit, ce qui peut amener des accidents très graves.

Le magnétisme étant destiné à guérir les maladies, il ne faut rien demander à un som-

nambule, qu'après avoir fait tout ce qui est nécessaire pour atteindre ce but ; or, pour cela,
il faut :

Consacrer la première partie du sommeil au
repos ;

La seconde, à l'examen de sa santé ;

La troisième, à l'examen de la santé des autres malades ;

La quatrième, à l'exercice et au developpe-
ment de ses facultés psycologiques ;

La cinquième, à un moment de repos pour
le préparer au réveil.

Si le somnambule voit les malades qu'il
doit consulter pour la première fois, et que leur
maladie soit grave, il ne faut lui en faire consulter qu'un dans le même sommeil, parce
que les douleurs sympathiques qu'il éprouve
le fatiguent, quoiqu'elles soient passagères. Si
les maladies sont légères, le somnambule peut
consulter trois malades dans le même sommeil.

Si le somnambule a vu plusieurs fois les
malades, il peut en consulter cinq, mais jamais

au-delà, parce qu'il ne se soutient pas, pendant toute la durée du sommeil, à la même hauteur de lucidité ; que ses facultés s'émoussent , et qu'il finit par voir confusément.

Après chaque consultation , le magnétiseur doit avoir le soin de dégager le somnambule des émanations morbides qu'il a prises en touchant les malades, et des douleurs sympathiques qu'il a contractées.

Les questions doivent être faites dans le moment où la maladie du somnambule ne réclame pas les soins du magnétiseur, ou bien dans le moment où son corps jouit d'un repos parfait, et lorsque son esprit est dégagé de toute préoccupation ; car, pendant que le somnambule dort , il est souvent absorbé par un désir ou une idée qui le captive , à l'insu de son magnétiseur, à qui il ne communique pas tout ce qu'il voit et tout ce qu'il pense. C'est au magnétiseur à l'étudier, à connaître ses habitudes et à le deviner, pour ainsi dire , au plus léger mouvement de son corps, à un ges-

te, et à l'expression des muscles de sa phy-
sionomie.

Il ne faut jamais adresser à un somnambule
deux questions à la suite l'une de l'autre ; il
faut attendre que la première soit résolue, et
ne passer à la seconde qu'après un intervalle
de repos.

Quand un magnétiseur veut exercer les facultés psychologiques d'un somnambule, il
doit s'assurer si le somnambule est dans des
conditions favorables, car, soit disposition de
corps ou d'esprit, soit paresse ou caprice, il
refuse parfois de s'y prêter ; dans ce cas, il
faut bien que le magnétiseur se garde de l'y
contraindre, autrement il n'obtiendrait que de
faux résultats, et s'il procédait souvent ainsi,
il altérerait la lucidité et la santé du somnambule.

On accuse souvent les somnambules de com-
mettre des erreurs, quand, avant d'indiquer
le mal principal, ils signalent les désordres
intérieurs qu'il entraîne ; le malade, préoc-
cupé d'une idée fixe, est incapable de les ap-

8

précier , et croit que le somnambule n'a pas
de lucidité ; alors, il le presse de questions, il
lui donne à comprendre qu'il n'a plus foi en
lui, et jette ainsi du trouble et du mécontente-
ment dans son esprit ; il en résulte inévitable-
ment une consultation mauvaise ; c'est au
magnétiseur à obvier à ce grave inconvénient ;
il doit recommander aux personnes qui se consultent, de ne pas interrompre le somnambule,
et d'attendre patiemment qu'il ait fini de parler pour lui demander des explications sur ce
qui leur paraît obscur ou faux , ou bien, pour
appeler son attention sur ce qui aurait échappé
à son investigation , en les priant de poser les
questions avec bienveillance. Les somnambules
remontent généralement aux causes , avant de
parler de leurs effets, contrairement au désir
des malades, qui ont hâte qu'on leur parle de
suite de la partie du corps où ils ressentent la
douleur.

Quand , dans le cours de ses recherches,
un somnambule éprouve de la difficulté à percevoir certaines choses, il faut lui faire fric-

tionner lui-même ses paupières avec de l'eau
magnétisée, au dire des meilleurs somnambules lucides : cette eau dissipe le voile qui obs-
curcit son esprit.

Pour éviter les erreurs auxquelles un somnambule peut être sujet, il ne faut pas insister
si l'on s'aperçoit qu'il a de la peine à voir ce
qu'on lui demande ; il faut l'habituer à faire
l'aveu de son impuissance, le louer avec bienveillance de sa franchise, l'exhorter à toujours
agir avec la même loyauté, et lui exprimer,
avec sollicitude, la crainte de l'avoir fatigué
par une recherche infructueuse. En procédant
de la sorte, le magnétiseur remplit un devoir
rigoureux, et en recueille bientôt le fruit : il
améliore la santé du somnambule, conserve
et développe sa lucidité, et le rend sincère et
dévoué.

Le magnétiseur doit éviter soigneusement
d'être trop caressant ou trop sévère avec les
somnambules ; il faut qu'il soit calme, doux,
bienveillant et grave ; il faut, en un mot, que

tous ses actes partent du cœur, et portent l'empreinte de la raison et de la dignité.

Les somnambules se plaisent avec les bonnes natures, et ont un éloignement invincible pour les mauvaises ; ils possèdent tous les nobles sentiments, au plus haut degré, surtout celui de la pudeur.

Ce n'est qu'avec une extrême répugnance, et la rougeur au front, que les somnambules lucides consultent les syphilitiques ; ils mettent dans les consultations de ce genre la plus grande convenance. Le contact de ces malades inspire à tous les somnambules lucides une espèce d'horreur, et la consultation qu'ils donnent est toujours suivie d'une crise, qui souvent est très-forte ; le magnétiseur doit avoir le soin de bien les dégager des émanations morbides.

Quand on questionne les somnambules lucides sur les maladies, et qu'on les interroge sur un cas de conscience, on peut avoir foi dans leur parole : j'entends parler des somnambules bien guidés, et non de ceux qui sont façonnés à l'image et au caprice de leur magnétiseur.

Il arrive parfois qu'un somnambule lucide cherche vainement le remède ou le nom du remède qu'il veut prescrire ; le magnétiseur, bien qu'il l'ignore, peut, par un acte de sa *volonté seule*, dissiper le voile qui cache à l'esprit du somnambule l'objet de ses recherches.

Le magnétiseur doit avoir toute confiance dans les prescriptions d'un somnambule bien guidé, lors même qu'elles seraient mêlées, ce qui n'est pas rare, d'indications symboliques puériles, et ridicules en apparence, qui sont cependant nécessaires pour que le remède indiqué soit efficace.

Le magnétiseur ne doit jamais laisser endormir son somnambule par un étranger, à moins qu'il ne soit obligé de faire une longue absence. Il doit mettre beaucoup de circonspection dans le choix de son remplaçant, lui recommander de s'abstenir de faire des expériences.

Le désir d'avoir des somnambules lucides
est si fort chez les *magnétiseurs de fantaisie* ,
qu'il les pousse à les dérober à ceux qui les
ont formés.

C'est une action déloyale , et sans profit
pour celui qui la commet et pour son com-
plice. Un somnambule ne conserve pas sa valeur , en passant d'une main dans une autre ;
bientôt il perd ses facultés pour avoir commis
un acte d'ingratitude , et celui qui l'a séduit
ne tarde pas à être désappointé ; il est rare qu'ils
restent longtemps ensemble ; il n'en est pas
de même , quand le somnambule change pour
des raisons légitimes, de magnétiseur, et avec
son consentement ; les premiers jours , il
éprouve quelque chose d'inusité , une espèce
de malaise qui disparaît bientôt ; si son nouveau magnétiseur est expérimenté , la santé et
la lucidité du somnambule n'en éprouvent aucune atteinte.

Il est dans le somnambulisme lucide un état
exceptionnel qu'on appelle *extase :* on reconnaît généralement que les somnambules s'y

élèvent, aux battements précipités de leur cœur,
et qu'ils y sont parvenus, lorsque leur tête se
penche vers leur poitrine, et y reste inclinée
quelques instans avant de se relever.

Il y a deux sortes d'*extases :*

L'extase contemplative ;

L'extase d'inspiration.

Dans la première, l'*extatique* ne sent plus
les battements du pouls et du cœur, son corps
devient violacé et prend tous les stigmates de
la mort.

L'*extatique*, soustrait à l'empire des sens,
inaccessible aux distractions des choses extérieures, jouit d'une telle facilité de contem-
plation, qu'en cet état une belle et grande
vérité se présente à son esprit, la voyant plus
clairement, il en est plus vivement frappé,
il la suit dans ses rapports avec d'autres vérités ; puis, à mesure qu'il s'élève, l'horizon
s'agrandit, l'esprit de l'*extatique* est comme
absorbé, son action sur le corps se fait moins
sentir ; les organes deviennent immobiles,
l'esprit ne peut plus exprimer par eux ce qu'il

voit : tout se passe en intuition ; bientôt le désordre se manifeste dans ce corps , qui est comme oublié ; la chaleur diminue , les extrémités surtout se refroidissent, toute la vie se concentre au cerveau , d'où parfois elle rayonne sur le visage , qui prend alors une indicible expression de calme et de majesté.

Dans la seconde , le corps de l'*extatique* n'éprouve aucune modification ; il conserve le cachet du somnambulisme, seulement les traits du somnambule rayonnent d'une expression divine ; le timbre de sa voix devient vibrant et sympathique , émeut profondément ; son accent se purifie et son éloquence éblouit.

Dans l'une et l'autre *extase*, les somnambules reprochent souvent aux magnétiseurs de les avoir ramenés dans ce bas monde. Ils ne lui disent jamais tout ce qu'ils ont vu pendant leur *extase*, et s'il ne les interroge pas de suite, ils oublient ordinairement tout ce qui s'y rapporte. Il est dangereux de provoquer cet état, il l'est encore davantage, d'y laisser longtemps les personnes qui y sont , d'autant plus que la

volonté du magnétiseur a moins de prise sur
le sujet en extase, et que cet *esprit* dégagé des
sens et sur le point d'être libre , ne s'arrache
qu'avec peine aux contemplations qui l'ab-
sorbent pour rentrer dans les liens du corps.

Quand les somnambules sont rentrés dans
le degré de somnambulisme inférieur à l'extase , ils oublient tout ce qu'ils ont vu ; il est
des mystères *superterrestres* qu'ils peuvent voir
et dont ils perdent le souvenir.

Il y a des magnétiseurs qui élèvent leurs
somnambules à l'*extase;* c'est à tort. Pour que
l'*extase* soit pure, il faut qu'elle arrive natu-
rellement : si elle est provoquée , le somnambule divague , et finit par prendre l'habitude
d'arriver à cet état d'autant plus précieux qu'il
est plus rare.

L'extase provoquée n'est qu'une surexcita-
tion.

Le somnambulisme magnétique lucide est
purement une affaire d'observation, sur une série de faits qui se produisent en-dehors du

mérite, et indépendamment de la volonté des magnétiseurs.

Les magnétiseurs doivent puiser leur *unique science dans l'étude et l'observation des somnambules.*

CHAPITRE III.

FLUIDE MAGNÉTIQUE.

Le fluide magnétique est une *émanation de l'âme*, qui provient de la *volonté* du magnétiseur ; c'est principalement une émanation du *principe vital spiritualisé*. Lorsque la volonté fait émaner une partie du *principe vital*, la volonté appelle une surveillance directe de l'*esprit* sur cette émanation.

Le fluide magnétique n'est arrêté ni par la distance, ni par les corps opaques ; il s'insinue dans les corps des malades, il s'attache aux parties en désordre pour y rétablir l'harmonie ; il s'empare du germe des maladies à l'état d'incubation, pour les faire avorter. En le diri-

geant sur une partie du corps qui n'est pas malade , il va frapper à l'instant et directement
celles qui le sont et celles qui renferment un
principe de maladie récent ou ancien ; ce phénomène peut s'expliquer par la surveillance
de l'*esprit*, sollicitée par la volonté du magnétiseur , sur l'émanation que cette volonté fait
détacher du principe *vital*, émanation qui constitue le fluide *magnétique humain.*

Le fluide magnétique est invisible pour nous,
tous les somnambules magnétiques lucides af-
firment qu'il est visible pour eux, ils prétendent le voir comme une flamme de gaz ou en
étincelles légères de feu, qui viennent voltiger
sur les régions frontales , les yeux et l'épigastre.

Tous les somnambules lucides disent voir
sortir le fluide magnétique des mains et du
corps de leur magnétiseur , sans doute , parce
que celui-ci en l'appelant par la volonté , se
l'approprie et le dispense ensuite.

Les opinions divergentes de plusieurs magnétiseurs, sur la puissance de la *volonté* et sur

l'action du *fluide magnétique humain*, ont fait surgir plusieurs écoles de magnétisme ; il s'en est formé trois :

Les *spiritualistes*, les *fluidistes* et les *éclectiques*.

Les *spiritualistes* nient l'existence du fluide magnétique, et attribuent tous les phénomènes du magnétisme à la volonté seule. Ne considérant que la partie psychologique du magnétisme, ils jettent leurs somnambules dans le *monde des esprits*, et finissent par en faire des visionnaires. Il faut se méfier de la lucidité des somnambules, que le magnétiseur met trop souvent en relation avec l'esprit des morts, pour satisfaire la curiosité puérile et indiscrète des personnes qui viennent les interroger ; pour une vérité on a généralement cent mensonges.

D'ailleurs on n'a aucun moyen de contrôle pour les révélations de cette nature ; il est donc prudent de n'y croire qu'avec réserve, et lorsqu'elles ne sont pas sollicitées.

Les *fluidistes* excluent la volonté des phéno-

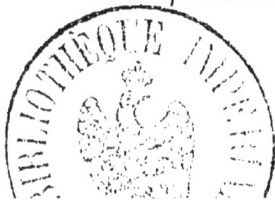

9

mènes physiologiques, et les attribuent uniquement au fluide magnétique lancé par les centres nerveux, à l'aide de *passes* ou *gestes* et de *l'imposition des mains*.

Ils n'envisagent que le côté physiologique du magnétisme, et l'abus qu'ils font des phénomènes de ce genre, altèrent la lucidité et la santé des sujets qui servent à leurs expériences.

Leur manière de procéder est horriblement fatigante; j'en ai vu quelques-uns se composer un visage satanique, grimacer et se tordre comme *Santeuil*, ce moine fanatique dont parle *Boileau*, qui, dit-il, lorsqu'il braillait du latin ressemblait au diable que Dieu force à louer les saints ; d'autres se gonfler comme la grenouille dont parle la fable, et presque tous suer sang et eau.

Les *éclectiques* prétendent que tous les phénomènes du magnétisme sont le résultat de l'action simultanée de la volonté et du fluide magnétique.

En embrassant le magnétisme dans sa dou-

ble nature , ils accordent à l'esprit et à la matière ce qui leur est dû , et ils évitent ainsi les
écueils des deux autres écoles.

La volonté et le fluide magnétique , disent-
ils, sont si intimement unis et tellement insé-
parables, qu'il n'y a pas de volonté magnétique
sans épanchement de fluide , et d'émission efficace de fluide magnétique sans l'intervention
de la volonté.

La négation de l'existence du fluide magnétique humain est une erreur.

L'exclusion de la volonté dans les phénomènes physiologiques est un non-sens.

L'étude , l'observation et tous les effets du
magnétisme, prouvent que les *éclectiques* sont
dans le vrai.

CHAPITRE IV.

La magnétisation des malades se compose de plusieurs procédés qui s'alternent, ou se combinent selon les cas; tous amènent de bons résultats, pourvu qu'ils soient appliqués avec discernement et à propos.

Ils doivent être appropriés au genre de maladie, à l'organisation des malades, quelquefois au mode que l'on a adopté au commencement du traitement. C'est au magnétiseur à saisir l'opportunité de leur application, et à remarquer ceux qui produisent le plus d'effet; il doit les employer tour à tour ou simultanément, et pour ainsi dire par intuition.

Les principaux procédés sont :

La volonté ;

Le regard ;

Le recueillement ;

Le contact des pouces ;

Les passes ;

Les passes à petits courants ;

Les passes à grands courants ;

Les passes palmaires ;

Les passes digitales ;

Les passes transversales ;

L'imposition des mains ;

Les percussions ;

Les frictions ;

Le massage ;

Les insufflations ;

Les objets magnétisés ;

Le rapport ;

La démagnétisation.

Volonté. — La volonté est le seul procédé absolu ; elle agit sans le concours des autres procédés qui ne sont que ses auxiliaires.

La volonté est le principal , le seul moteur

réel du fluide magnétique, et si elle n'est pas
intimement liée à ses auxiliaires, ceux-ci ne
produisent rien, ou leurs effets sont éphémères et quelquefois nuisibles : pour produire des
effets complets et salutaires, *il faut vouloir*,
mais vouloir d'une volonté décidée, résolue ,
inébranlable ; d'une volonté qui marche au
but sans se laisser décourager par les obstacles
ou les fatigues.

La force de volonté nécessite deux conditions, ou plutôt résulte de l'action combinée de
deux causes ; ces deux causes sont : une idée
et un sentiment, une idée claire, vive, arrêtée,
puissante , qui absorbe l'entendement , qui le
possède, qui l'envahisse tout entier ; un sentiment fort, énergique, maître exclusif du cœur,
et complétement subordonné à l'idée ; si l'une
de ces deux conditions vient à manquer , la
volonté fléchit et vacille ; lorsque l'idée n'est
pas soutenue par un sentiment, la volonté est
nulle ; que si le sentiment ne s'appuie point
sur une idée, la volonté flotte, elle est incons-
tante ; l'idée est le point lumineux qui fas-

cine, qui attire, qui entraîne ; le sentiment
est l'impulsion, la force qui met en mouvement la volonté. Lorsque l'idée manque de vi-
vacité, l'attraction diminue, l'incertitude commence, la volonté reste en suspens; lorsque le
point lumineux change de place, la volonté
flotte incertaine, et lorsque le sentiment n'est
plus suffisamment fort, lorsqu'il n'est point
dans une juste proportion avec l'idée, la volonté ne tente rien ou se décourage au premier
essor, et ne détermine que de faibles effets.

La juste proportion dans l'idée et le sentiment, donne à la volonté une force incroyable.
La force de la volonté soutenue, dirigée par
la puissance d'une idée et d'un sentiment, a
quelque chose de mystérieux, qui semble in-
vestir l'homme d'un droit supérieur, et lui donner le commandement.

Il est évident qu'avec la volonté, on pourrait
se passer des autres procédés pour magnétiser
les malades, surtout avec les somnambules,
qui subissent plus directement l'influence magnétique. Mais la double nature du magné-

tisme ne permet pas d'exclure entièrement le concours des autres procédés qui émanent de la matière, seulement ils sont appelés à jouer le second rôle. L'action de la volonté est suffisante à la rigueur avec les somnambules, mais avec les malades qui ne sont qu'en somnolence ou qui n'y arrivent pas, elle est incomplète, faible, lente et extrêmement fatigante pour le magnétiseur. Pour obtenir des effets complets et prompts, il faut aider la volonté de ses auxiliaires appropriés au besoin de la maladie.

Le magnétiseur doit être convaincu, que la *volonté* unie à la *charité*, donne la *vertu curative*.

Regard. — Le regard est le plus puissant auxiliaire de la volonté; il s'identifie avec elle; il en est l'interprète rapide et magique; il s'associe à tous les autres procédés et les vivifie, et peut agir sans leur concours.

Inséparable de la volonté et son représentant visible, le regard est l'agent le plus im-

périeux et le plus éloquent de ce qu'elle con-
çoit.

C'est par le regard, que la volonté fait jaillir
les premiers rayons du fluide magnétique, qui
vont frapper les yeux du malade soumis à leur
action.

Un œil étendu ou ouvert, qui jette ses rayons
fluidiques avec une forte volonté , excités par
le cœur de celui de qui ils émanent , entrent
par les yeux du malade dans son cœur, et s'en
étant rendus maîtres , se communiquent dans
toutes les parties du corps, pour y rétablir l harmonie.

Recueillement. —Quand on est en présence d'un malade , pour bien magnétiser , il
faut avoir l'esprit exempt de toute préoccupation, ne penser absolument qu'à lui, et s'isoler au point d'être insensible à la plus légère
distraction ; être animé de l'ardent désir de le
guérir, de la ferme volonté d'y parvenir. L'esprit et le corps du magnétiseur doivent être
dans un calme profond, le regard ferme et

doux tout à la fois, la patience à toute épreuve ;
la confiance dans sa puissance sans bornes. Il
faut personnifier le *mal* , avoir l'idée fixe de
le vaincre , et le considérer comme un ennemi
que l'on veut terrasser et fouler aux pieds jusqu'à ce qu'on l'ait mis dans l'impossibilité de
se relever.

Dès que le magnétiseur a pris de l'empire
sur le mal , la magnétisation se fait sans fatigue et devient très facile. Alors la volonté agit
presque seule, et il n'est besoin que d'un instant
du secours des procédés auxiliaires ; il suffit
de toucher le malade pour déterminer le travail
de la nature.

Cela est si vrai, qu'aussitôt que le magnétiseur se dirige vers la demeure du malade ou
celui-ci vers celle du magnétiseur , le malade commence à ressentir les effets du magnétisme.

Cette manière de procéder grandit les forces
du magnétiseur , au lieu de les épuiser et le
fortifie ; il a plus d'énergie à la fin de la magnétisation qu'au commencement.

Contact des pouces. — Le Contact des pouces est le plus puissant des procédés auxiliaires. Le magnétiseur doit, pour établir ce contact, se servir de la main droite, en prenant le pouce de la main gauche du malade, en observant que ce dernier ait la main droite fermée, le pouce plié intérieurement; la main gauche du magnétiseur doit se tenir ouverte dans la direction du bassin, la pointe des doigts dirigée vers l'épigastre, et le regard fixé sur les yeux du malade.

L'expérience prouve que la main gauche attire et absorbe; que la main droite repousse et communique. D'après ces dispositions naturelles, il est facile d'apprécier l'influence du contact des mains.

Les effets que détermine ce procédé sont manifestes après cinq minutes d'action, et pour les rendre plus complets, on emploie les autres procédés auxiliaires qui conviennent le mieux pour déterminer les effets désirés.

Passes. — Les passes consistent à prome-

ner la main de haut en bas devant le corps
du malade , à six pouces environ de distance,
les doigts souples, rapprochés sans se toucher
et légèrement inclinés, leur pointe dirigée vers
le malade et le pouce un peu détaché. Il faut
surtout éviter la raideur dans le bras , et ,
pour y parvenir , en commençant la passe, la
main doit être plus élevée que l'épaule , et
celle-ci ne doit agir que dans son articulation ,
et ne pas suivre le mouvement descendant de
la main. Quand la passe est terminée, il faut
fermer la main à demi , la ramener à hauteur
de la tête du malade, ouvrir les doigts sans
précipitation , recommencer le mouvement
indiqué, et continuer ainsi pendant un quart
d'heure environ , terme ordinaire pour que des
effets se manifestent. Il ne faut jamais faire
de passes en remontant , parce que l'on pourrait renverser le cours du sang , le faire af-
fluer au cœur , au cerveau , et produire une
crise dangereuse.

Pour bien magnétiser, le magnétiseur doit
être debout, et se placer à côté du malade ;

dans cette position il a plus d'énergie, dispose mieux de ses forces, et son regard ne gêne pas le malade si c'est une femme.

Si la fatigue, ou tout autre motif oblige le magnétiseur à prendre un siége, il faut, autant que possible, qu'il s'arrange de manière à dominer le malade.

Les *passes* constituent la magnétisation généralement usitée ; bien que ce ne soit pas indispensable, il est bon de les mêler à tous les autres procédés, parce qu'elles portent sur toute l'organisation.

Les *passes* doivent être faites avec une seule main, elles doivent être lentes, souples, égales, gracieuses et séparées par un léger intervalle, afin qu'elles aient le temps de produire leur effet complet ; il est bon de former de temps en temps quelques points d'arrêt, en tenant la main dirigée vers les pieds, pour attirer les affluves et le sang vers les extrémités inférieures, ce qui est souvent très utile, et ne peut nuire dans aucun cas ; ces temps d'arrêts, facilitent la circulation du fluide : pendant leur durée , le magnétiseur doit avoir les yeux fixés sur le malade, et par la pensée ordonner à la nature d'agir efficacement.

La force musculaire est nuisible à l'émission du fluide, et le magnétiseur se fatigue inutilement ; toute la force doit être concentrée dans la *volonté*, et toute l'ardeur dans l'*amour de guérir*.

Il est incontestable, toutes conditions égales d'ailleurs, que le magnétiseur dont les gestes sont les plus souples et les plus gracieux, est celui qui magnétise le mieux, et qui obtient les résultats les plus prompts et les plus efficaces. Quand je dis toutes conditions égales, j'entends parler de la *santé*, de la rectitude *d'esprit*, de la *volonté*, de *l'amour*, enfin des conditions fondamentales ; si à toutes ces conditions, le magnétiseur a une *foi inébranlable*, il produira tout le bien que le magnétisme comporte, quand il est administré par la *charité;* car la foi voit toutes choses dans l'univers, en descendant d'en haut ; procédant de la première lumière , et en étant la plus proche, elle est beaucoup plus noble et plus digne que les sciences, les arts, et les opinions, le témoignage des hommes et des autres créatures, qui s'accommodent à la manière de notre esprit, considérant que nous l'avons reçu de la première lumière ; la foi rend l'homme semblable aux puissances supérieures, et lui fait posséder le même pouvoir.

Passes à petits courants. — Les passes à petits courants se font de la tête à l'épigastre, en insistant dans la région des yeux et à l'épigastre. On emploie les passes à petits courants, dans la magnétisation ordinaire.

Le magnétiseur doit exiger du malade, qu'il soit tranquille et passif durant la magnétisation, car s'il rit, a l'esprit agité, gesticule ou résiste mentalement, il contrarie l'action du magnétisme.

Passes à grands courants. — Les passes à grands courants se font de la tête aux pieds ; on les applique dans les cas qui exigent

des effets prompts, par exemple dans les in-
vasions violentes et soudaines du sang au cerveau ou à la poitrine ; dans ces cas, il faut les
faire rapides et énergiques. Elles sont souve-
raines pour rétablir la circulation des humeurs
et du sang.

L'expérience prouve qu'il est de toute nécessité de se servir des passes à grands courants, dans la pratique ordinaire, en les adou-
cissant, et les alternant avec les passes à petits
courants ; elles offrent l'avantage d'embrasser
tout l'organisme et de le saturer de fluide.

Passes palmaires. — Les passes palmaires se font par attouchement avec le creux de
la main. Elles s'appliquent aux tumeurs, aux
douleurs, aux contusions, aux piqûres, aux
brûlures, aux maladies des os et de la peau ;
aux blessures, aux développements de la crois-
sance et à la rectification des membres.

Quand les passes palmaires sont nécessaires
sur une partie du corps qui ne permet pas
l'attouchement, le magnétiseur doit les faire

à distance, de manière à effleurer à peine les vêtements du malade, si la volonté est énergique, il obtiendra des effets aussi prompts et aussi salutaires, qu'en les fesant par attouchement.

Passes digitales. — Les passes digitales se font avec l'extrémité d'un doigt, à quelques lignes de distance, tantôt circulairement, tantôt par projection avec un léger martellement, comme si l'on voulait lancer des gouttes d'eau. On les emploie circulairement, pour les tumeurs, par projections, pour les maladies des yeux, pour les maladies d'oreilles et pour rendre le jeu aux articulations.

Passes transversales.—Les passes transversales se font en agitant la main horizontalement, de droite à gauche et de gauche à droite, à quelques pouces du corps, depuis la tête jusqu'aux pieds, comme si l'on voulait dissiper de la fumée. Elles servent à démagnétiser les malades qui ne dorment pas,

et à réveiller ceux qui sont en somnolence, ou
en somnambulisme; elles s'emploient aussi,
pour dégager les somnambules, sans les réveiller, des émanations morbides qu'ils prennent
en se mettant en rapport avec les malades.

Imposition des mains. — L'imposition
des mains est spéciale pour calmer les douleurs
locales, pour débarrasser d'une digestion pénible, et pour attirer le sang vers les parties du
corps qui en sont privées, en le soutirant des
parties qui en ont trop.

Percussions. — Les percussions, se font
avec le creux des mains et l'extrémité des
doigts; on les fait quand l'accumulation du
sang est stationnaire et ancienne dans une
partie du corps; elles servent à le dégager plus
promptement.

Frictions. — Les frictions se commen-
cent toujours de la partie supérieure à la partie inférieure; on ne doit jamais remonter de
bas en haut; le ventre étant une espèce de

ballon, elles doivent se faire sur cette partie
du corps en décrivant des cercles , qui, com-
mencés d'un sens, doivent toujours être con-
tinués ainsi.

La poitrine étant composée comme le dos,
de deux moitiés qui forment un assemblage
marqué , en avant en ligne droite , du bas du
cou au creux de l'estomac, et le dos dans le
même sens, quoique opposé en apparence : les
frictions doivent, dans ces deux parties du
corps, commencer sous les aisselles, et suivre,
en descendant les côtes, jusqu'à leur jonction
qui est l'épine dorsale.

Les membres , étant des assemblages de fi-
laments différents, comme un écheveau de fil
déplié, on doit en suivre la direction des jointures supérieures aux jointures inférieures ;
et comme les articulations sont noueuses, et
qu'elles ont besoin d'être plus ou moins tra-
vaillées, on y arrête un moment la main en les
pressant légèrement.

Les frictions sont particulièrement propres à
déplacer les douleurs , et à les entraîner au-

dehors ; à dissiper les tumeurs et à diviser le
sang ; elles sont aussi propres à donner de l'é-
lasticité aux nerfs.

Massage. — Le massage s'exécute de la
même manière que les frictions, il a de particulier qu'au lieu de frotter doucement la partie endolorie , on la presse avec les doigts
comme si on la pétrissait ; on commence la
pression très doucement, puis en augmentant,
selon la sensibilité du malade.

Le massage est obligé pour les personnes
estropiées et nouées, et prouve qu'on peut re-
pétrir et redresser le corps humain. Par le massage , on obtient des guérisons merveilleuses.

Le massage détermine l'équilibre dans les
forces physiques, et un sentiment complet de
repos, de bien-être, avec un renouvellement
très sensible d'agilité et de vigueur.

Insufflations. — Les insufflations se font
à froid et à chaud : à froid, on les fait en souf-
flant à une distance de quelques pouces, de la

partie du corps qu'on désire calmer; et à chaud,
on les fait en appliquant du linge blanc sur la
partie du corps à nu, puis posant ses lèvres sur
le linge, on souffle ainsi à travers avec con-
centration de souffle sur le mal pour y apporter
le soulagement désiré.

Les insufflations doivent s'appliquer partout
comme calmant ; les effets qu'elles produisent
sont souverains ; elles se font sur la tête, la
poitrine, le cœur, l'estomac et sur les articulations.

Objets magnétisés. — Les objets magnétisés remplacent le magnétiseur en cas d'absence; il peut, par sa volonté, déposer sur eux
tous les procédés auxiliaires ; ils recèlent et
exécutent toutes ses pensées, et sont par conséquent d'une grande utilité.

Pour que leur efficacité soit complète, il
faut que de loin le magnétiseur soutienne et
alimente leur vertu; il peut de la sorte termi-
ner une guérison, malgré l'éloignement où il se
trouverait du malade.

Pour se servir des objets magnétisés, le malade doit les tenir dans ses mains, ou les placer sur la partie souffrante ; il ne doit permettre à personne de toucher les objets magnétisés. Les effets que produisent les objets magnétisés étant immédiats, sont moins forts, plus lents, mais non moins salutaires que ceux des autres procédés auxiliaires.

Les boissons magnétisées, l'eau surtout, sont excellentes. Il est essentiel de magnétiser tous les aliments et tous les médicaments que prennent les malades ; cela augmente leur propriété et active leurs effets, de même que les effets du magnétisme.

Les solides et les liquides se magnétisent par tous les procédés auxiliaires, en tenant les premiers, ou le vase qui contient les seconds, dans les mains de cinq à dix minutes, selon leur volume et la force du magnétiseur.

Pour ajouter à leur efficacité, il faut les placer un instant sur le cœur, et ensuite sur le front, afin d'y déposer les sentiments et les pensées qui vous animent.

En magnétisant les objets, il faut s'abstenir de leur donner une vertu d'action déterminée d'une manière absolue, lors même que les causes de la maladie paraîtraient certaines, pour ne pas s'exposer à tomber dans les erreurs scientifiques des médecins. Il suffit de magnétiser un objet, avec l'intention qu'il seconde la nature dans ses efforts, pour vaincre le mal *quel qu'il soit.*

Cette manière de procéder est indiquée par la propriété du magnétisme, qui consiste à mettre la nature en mouvement, à la fortifier, et par l'expérience qui prouve chaque jour, que le *fluide magnétique est intelligent* et n'a pas besoin de la volonté de celui qui l'épanche, car il arrive parfois que des incrédules se trouvent soulagés en se faisant magnétiser par manière de plaisanterie, par des personnes complétement étrangères au magnétisme.

J'ai obtenu, à l'aide des objets magnétisés, des résultats fabuleux sur des maladies très graves prises à leur origine ; car il est certain

qu'ils seraient insuffisants, pour des maux invétérés qui réclament l'intervention directe du
magnétiseur. Ce succès précieux est dû à l'habitude que j'ai contractée, et que je conseille
à tous les magnétiseurs d'imiter, de donner un
objet magnétisé à tous les malades, en leur re-
commandant de le porter toujours sur eux, et
d'en faire usage, à la moindre indisposition accidentelle. Il résulte parfois, de cette manière
de procéder, des guérisons comme par enchantement.

En magnétisant les objets, comme je l'indi-
que, c'est-à-dire sans préciser le mal, ils offrent l'avantage de pouvoir servir à toute personne malade.

L'expérience m'a prouvé, que l'eau magnétisée était souveraine pour les brûlures, les
meurtrissures, les coupures, pour laver et dé-
terger les plaies, et pour faire disparaître les ir-
ruptions de la peau.

Rapport. — On appelle établir le rapport,
les procédés qu'emploie le magnétiseur pour

mettre une personne étrangère, un tiers , en communication avec un somnambule. Pour établir le rapport, il faut que le magnétiseur place la main de la personne qu'il veut mettre en communication avec le somnambule , dans la main de celui-ci ; alors le somnambule voit et entend cette personne comme son magnéti-seur.

Le somnambule ne voit rien tout d'abord , mais instantanément, par suite du contact , son fluide rencontre le fluide de la personne qui le touche, et éprouve une petite secousse comme s'il était légèrement électrisé ; c'est là le signal de la communication, il voit alors la personne, mais seule et isolée ; les autres ne lui sont pas encore visibles , lors même qu'elles seraient tout à côté de lui et devant ses yeux. Maintenant, que l'une de celles-ci prenne à son tour la main de la personne en rapport avec le somnambule , il les verra toutes les deux , d'une seule et même vue ; si vous prolongez la chaîne , vous augmenterez aussi le cercle de ses communications.

Une fois le rapport bien établi, tout se présente à l'esprit du somnambule, le moral et le physique : le physique lui apparaît donc, mais à quelle condition, à la condition d'être éclairé par son fluide, dont il enveloppe sur-le-champ tout le corps de la personne qui communique avec lui; c'est par son fluide qu'il rend ce corps lumineux, il le voit, mais d'un ensemble qui ne comprend d'abord rien de particulier; la vue de détail commence, le fluide obéit à sa pensée; qu'il porte sa pensée sur telle ou telle partie du corps, à l'instant cette partie s'illumine, et les autres semblent rentrer dans l'ombre; qu'il l'a dirige ailleurs, l'objet auquel il pense s'éclaire à son tour, et le reste disparaît, pour se manifester encore quand la pensée y reviendra; c'est ainsi qu'il promène son fluide, comme un flambeau dans toutes les parties du corps externes et internes. C'est ainsi qu'il se les rend visibles successivement à mesure qu'il pense; c'est ainsi qu'il pénètre et découvre ce qui demeure caché à nos sens.

Si la personne mise en communication re-
tire sa main , le somnambule ne la voit plus,
et le rapport est interrompu; pour le rétablir ,
il faut user du même procédé.

Pour les personnes absentes, il faut remet-
tre au somnambule un objet qu'elles aient
porté sur la peau, ou dont elles se servent
habituellement; une mèche de cheveux cou-
pés près de la racine , est préférable , parce
qu'elle porte avec elle l'empreinte de l'organisation du malade.

Il ne faut pas laisser toucher par un étranger l'objet qui doit servir de rapport, ni le
mettre avec d'autres, destinés au même usage;
le mélange de fluide qui résulte de ce contact,
jette de l'incertitude dans l'esprit des somnambules, et parfois, au lieu de voir la personne à
qui l'objet appartient, ils voient celui qui l'a
touché, ou un de ceux à qui les autres objets
appartiennent.

Démagnétisation. — Il ne faut jamais
démagnétiser les malades qui ne dorment pas,

à moins qu'ils ne présentent une sensibilité
extérieure ; il n'y a aucun inconvénient, à laisser les malades, qui présentent une insensibilité extérieure sous l'action du magnétisme ;
car, il en résulte un bien, en le laissant agir
plus longtemps et dans toute sa force.

Les cures que l'on obtient sur les malades
qui ont une insensibilité apparente, est la
meilleure école pour les magnétiseurs.

Lorsque les malades qui ne dorment pas,
présentent une sensibilité extérieure, il faut
les démagnétiser, en leur faisant des passes
transversales, des insufflations à froid sur le
front, et à chaud sur le creux de l'estomac,
et des frictions sur les vêtements.

Pour démagnétiser les malades, qui sont en
somnolence et qui ne se réveillent pas seuls,
il faut leur placer les pouces sur le front, les
séparer en pratiquant de légères frictions ho-
rizontales, et prononcer en même temps avec
calme et fermeté les mots : « *réveillez-vous* » ;
ensuite on fait des passes transversales, des
insufflations à froid sur le front, et à chaud sur

le sommet de la tête, et sur le creux de l'estomac et des frictions sur les vêtements.

Pour réveiller, et démagnétiser un malade en somnambulisme, il faut lui placer l'index sur le front afin d'appeler son attention ; on lui dit avec douceur : « *venez à moi;* » on laisse le doigt sur le front, jusqu'à ce que l'on juge que la marche descendante de la partie spirituelle de l'âme est terminée, et que le somnambule touche à l'état de veille ; alors, mais seulement alors, il faut employer les procédés indiqués, pour démagnétiser les malades qui sont en somnolence. En agissant ainsi, le réveil s'effectue sans commotion, sans difficulté aucune, et la tête du somnambule se trouve entièrement dégagée, lors même qu'il serait arrivé à l'*extase* dans le cours de son sommeil.

Le réveil des somnambules exige beaucoup de précautions, et présente quelques dangers si on les néglige ; dans cet état, l'*âme* tient à peine à la matière *brute,* par sa partie de principe *vital.* Si de l'état où se trouve l'âme dans le somnambulisme lucide, on la ramène sans

transition et brusquement vers la matière brute,
c'est-à-dire à la vie ordinaire, on lui donne
une violente secousse qui se communique au
corps, lui est fatale, et peut provoquer la
mort. De là provient l'étourdissement qu'é-
prouvent les somnambules à leur réveil, quand
on ne prend point pour les réveiller les précautions nécessaires. Beaucoup de magnétiseurs croient encore qu'il faut employer beaucoup de force pour réveiller un somnambule.

Il suffit de vouloir, *avec calme*, *énergie et
persévérance.* Si après avoir employé tous les
procédés indiqués pour bien démagnétiser, et
que l'on ait de la peine à démagnétiser un
malade en somnolence ou en somnambulisme,
il faut prendre un mouchoir et s'en servir,
comme si l'on voulait chasser des mouches
devant le malade; ce procédé est très efficace.

Il est vrai, que certains somnambules sont
difficiles et très longs à réveiller; ceux qui résistent à tous les procédés ordinaires, forment
exception. Il est un moyen très simple de lever la difficulté, c'est de leur demander de

quelle manière on doit procéder, pour les réveiller, ils vous l'indiquent à l'instant.

DIVERS PROCÉDÉS PRATIQUES.

Dans les maladies aiguës et subites, il faut
commencer par une magnétisation énergique
et longue; diminuer l'énergie et les séances à
mesure que l'on se rend maître du mal.

Dans les maladies lentes, qui datent de loin, et
qui conduiraient insensiblement à l'état de dé-
périssement, il faut procéder d'une manière
inverse, et proportionner son action aux forces du malade.

Dans le premier cas, le malade, frappé
comme par un coup de foudre, a ses forces
vitales suspendues et non éteintes; on peut
donc commander impérieusement à la nature,
qui n'étant point minée par le mal à son origine,
de rétablir subitement l'équilibre, et d'opérer
une guérison rapide.

Lorsque le mal est vaincu, la prudence commande de ménager les ressources de la nature,

en ne lui demandant pas trop et d'agir avec
douceur.

Dans le second cas, les forces vitales du malade sont épuisées, par un combat incessant et
de longues souffrances; on peut dire qu'elles
dorment, et avant de rien exiger d'elles, il faut
les réveiller.

Si au début de la magnétisation, on sollicite
trop la nature appauvrie, son état de faiblesse
peut la faire succomber, au milieu des efforts
qu'elle tente pour vaincre le mal. Il est donc
indispensable, d'user envers elle des plus grands
ménagements, de vivre, pour ainsi parler, au
jour le jour, de marcher à pas lents et gra-
dués, enfin de ne lui demander qu'en raison
des forces qu'elle reprend.

Ainsi, en thèse générale :

Maladies aiguës et subites. — Premières séances, longues, énergiques, diminuant progressivement.

Maladies lentes et anciennes, passées à l'état
constitutionnel. — Premières séances, cour-
tes, douces, augmentant graduellement.

Maladies ordinaires, accidentelles et sans gravité à leur origine. — Séance d'un quart d'heure à vingt minutes, magnétisation régulière et modérée.

Maladies du cœur. — Frictions palmaires, insufflations à chaud, passes très douces.

Si la maladie est violente, ancienne, et que le malade soit très impressionnable, les procédés pratiques du magnétisme doivent être employés à distance, quelquefois même par la pensée ; la région cordiale étant extrêmement délicate, trop d'énergie dans la magnétisation, pourrait provoquer des accidents. Dans cette maladie, on ne peut jamais pécher par trop de prudence.

Epilepsie. — Dans cette affreuse maladie, il faut joindre aux passes énergiques le massage, les insufflations à chaud, les frictions circulaires sur la tête, les oreilles et le cou, afin de calmer les nerfs ; des percussions sur les épaules, mêlées de frictions manuelles, en entraînant en bas pour diviser et faire descendre le sang ; des frictions avec une brosse magnétisée sur le front, les tempes, les jambes et les pieds, pour faire circuler le sang avec violence, et le forcer à reprendre son cours normal, et pour dissiper les sérosités que cette maladie engendre dans certains cas.

Il est nécessaire d'employer ces procédés dans toutes les maladies invétérées, qu'elles proviennent de *la lymphe*, *de la bile*, *du sang*, ou *des nerfs*, parce que la cause principale du mal résiste longtemps à l'action unique des passes, et qu'avec l'aide de ces procédés, sa résistance tombe bientôt.

Il existe un genre de maladie que l'on traite d'*imaginaire*, sur laquelle la médecine ordinaire ne pouvant rien, n'a qu'une réponse : *C'est nerveux*, *il n'y a rien à faire*, *allez aux bains*.

Les effets du magnétisme, sur ces maladies prétendues imaginaires, m'ont prouvé que souvent le sang y jouait le principal rôle, surtout lorsqu'elles amènent la *monomanie*, ou *l'hypocondrie*, et les *écarts de l'imagination*; ces bizarreries proviennent toujours d'un manque d'équilibre dans les fonctions des facultés animales.

Le magnétisme, administré avec intelligence, se fait un jeu de guérir les maladies de ce genre, prétendues *incurables*.

Il faut dans ce traitement être sobre de passes, parce qu'en général le malade est très impressionnable. Il faut magnétiser beaucoup par la pensée, gagner la confiance du malade, surtout être patient et se garder de heurter de front ses idées.

Dans toutes les maladies, quel que soit le caractère qu'elles présentent, le magnétiseur est sûr de bien procéder, en dirigeant son action sur la circulation du sang, pour le faire descendre, et sur l'estomac, qui souvent avec l'apparence d'être en bon état, joue un grand rôle dans les maladies ; les rhumatismes et les accès de fièvre m'en ont donné la preuve irrécusable.

Habitude n'est pas remède. Lorsque le corps est habitué à un remède qui lui fait du bien, si on ne le suspend pas, il finit par ne plus rien

produire d'efficace ; il en est de même du magnétisme.

Quand un traitement est long, il est utile
d'interrompre la magnétisation, de loin en loin
pour quelques jours: pendant ces temps d'arrêt les effets salutaires ne cessent pas de marcher, et au lieu d'être retardée la guérison est
activée, parce que le corps est plus impressionnable au fluide, quand on reprend le traitement.

Beaucoup de magnétiseurs croient encore, que l'on ne peut magnétiser avec
le dos de la main : ils se trompent ; le
corps humain étant un réservoir de fluide
magnétique, ce fluide rayonne sur toute sa
surface ; l'extrémité des doigts est son is-
sue la plus large, et la plus naturelle,
mais la volonté peut le faire épancher par
tous les points du corps.

Aussi, ai-je magnétisé efficacement dans
certains cas, avec le pied, le genou et le dos
de la main ; j'ai vu des somnambules se ma-

gnétisant eux-mêmes, agir de la même manière. Pour mieux me faire comprendre, je vais prendre un exemple :

Un malade souffre de la poitrine; pour calmer sa douleur vous lui imposez une main sur la poitrine et l'autre sur le dos, et au même instant, il se plaint d'une douleur au genou. Vos mains étant utilement occupées, vous ne pouvez pas les déplacer.

Comment calmer ou dissiper cette nouvelle douleur?

Approchez votre genou du sien, accompagnez ce mouvement d'une volonté intelligente, et vous serez surpris des effets salutaires que vous produirez.

J'ai généralement remarqué, que la magnétisation d'une partie du corps d'un malade par la partie correspondante du corps du magnétiseur, était d'une efficacité souveraine.

Dès qu'un somnambule est endormi, il faut que le magnétiseur cesse de faire des passes, et laisse agir la nature, à moins qu'il ne survienne une crise qui réclame ses soins; mais

l'action de la pensée ne doit pas être suspendue, il importe de ne jamais la détourner entièrement du malade.

Pour éviter toute incertitude sur l'instant
où le magnétiseur doit suspendre les passes,
il est bien qu'il habitue ses somnambules à le
prévenir quand le sommeil complet est arrivé.

Les *passes* doivent être aussi suspendues
lorsque les crises qu'elles déterminent sont en
pleine activité : la volonté suffit, comme je l'ai
déjà dit en parlant des crises, pour les mener
à leur terme, que le malade soit en état de
veille, en somnolence ou en somnambulisme.

Cependant, afin d'alimenter la partie maté-
rielle de son organisation, il est bon d'en
faire de temps en temps quelques-unes pendant la crise.

Je ne saurais jamais trop recommander, de
ne pas arrêter les crises si violentes qu'elles
soient ; on doit les régulariser et les maîtriser :
pour cela, la *volonté* peut suffire ; mais les passes palmaires et les insufflations à chaud sont

nécessaires, pour calmer plus efficacement et plus promptement les douleurs.

En procédant avec sagesse , le magnétiseur acquiert sur l'organisation des ses malades un empire qui survit à la guérison ; aussi doit-il leur recommander, une fois qu'ils sont guéris , de s'adresser de préférence à lui, s'ils retombent malades; car , à son égard , il en est de leurs organes , comme d'un inférieur rebelle envers le supérieur , qui l'a forcé de rentrer dans le devoir , et qui ne perd jamais en sa présence le sentiment de la subordination, même après une longue séparation.

Le magnétiseur ne doit jamais se charger d'un traitement de longue durée, s'il pressent qu'un malade manquera de constance , ou s'il prévoit qu'il sera lui-même dans la nécessité de s'absenter pour longtemps , parce qu'en donnant l'impulsion aux crises, il aggraverait la position du malade, s'il ne les conduisait pas à leur terme.

Le magnétiseur ne doit jamais entreprendre le traitement d'un malade en famille, sans le consentement de la famille , et sans exiger que quelqu'un assiste aux séances.

La prudence commande d'agir ainsi, pour ne pas donner prise à la calomnie.

Le magnétiseur doit, pour mettre sa responsabilité à couvert , imposer aux malades , la condition expresse , de cesser tout traitement prescrit par la médecine ordinaire.

Le magnétiseur ne doit pas permettre, qu'un étranger touche à son malade pendant qu'il le magnétise ; ce contact est toujours désagréable au malade, surtout s'il est en somnolence, parce que dans cet état la sensibilité est extrêmement développée.

Le magnétiseur ne doit pas se borner à penser à son malade pendant qu'il le magnétise , il faut encore qu'il pense à lui après l'avoir quitté , s'il veut obtenir sa guérison aussitôt que possible ; c'est, en outre, un devoir et voici pourquoi :

Les effets du magnétisme se prolongent au-delà de la magnétisation ; l'impulsion étant donnée à la force vitale , le travail de la nature continue en l'absence du magnétiseur, et celui-ci doit soutenir ce travail, par la pensée, de loin comme de près. La continuation de ce travail est tellement réelle, qu'il arrive assez souvent, que des personnes qui se font magné-tiser quelques séances, et qui, soit manque de constance ou de foi, abandonnent tout à coup leur traitement, se trouvent guéries comme par enchantement, peu de temps après, sans avoir fait d'autres remèdes. Ceci n'arrive pas pour les maladies chroniques, constitutionnelles ou anciennes, mais pour des maladies légères, aiguës ou récentes.

Un malade qui a déjà été magnétisé, peut prendre, en l'absence de son magnétiseur, la somnolence ou le somnambulisme, en s'as-seyant à l'heure ordinaire de son traitement, sur le siége où on l'endort. Il y a des malades qui s'endorment à l'heure de leur sommeil, partout où ils se trouvent.

Comme cette faculté de dormir pourrait en-traîner des accidents parfois assez graves, par l'imprudence des personnes qui se trouveraient

là, le magnétiseur doit y obvier, en leur donnant un objet magnétisé, dans l'intention de
les empêcher de dormir, ou bien en leur touchant un endroit secret du corps pendant qu'ils
dorment, en leur ordonnant de ne céder au
sommeil, soit volontairement, soit par l'action d'un autre, qu'autant que cette partie de
son corps serait touchée de la même manière.
Ce dernier moyen est bon, pour empêcher
qu'un étranger endorme votre somnambule, et
réussit toujours sur les somnambules bien guidés, et qui n'ont eu qu'un seul magnétiseur.

Les magnétiseurs peuvent se magnétiser eux-
mêmes, pourvu toutefois que le mal ne soit
pas assez fort, pour leur enlever l'énergie physique et morale.

L'imposition des mains est le procédé le plus
praticable pour eux. Cependant, si les passes
sont indispensables, il faut qu'ils se placent
devant une glace, et qu'ils les fassent sur leur
image, le fluide ira frapper sur les parties malades et produira les effets salutaires.

L'imposition des mains se fait pour des digestions pénibles, des douleurs, des contusions violentes, des brûlures ou des blessures.

L'usage du magnétisme sur soi-même, donne de grandes leçons : il apprend à connaître le travail de la nature, à comprendre les effets que l'on produit sur les autres, et à bien diriger son action.

CHAPITRE V.

OBSERVATIONS.

J'aurais pu citer un grand nombre de guérisons, de maladies anciennes et récentes, et rapporter une foule de traits de lucidité; mais leur place se trouve dans un *Recueil de Traitements Magnétiques.*

L'expérience m'a prouvé, que le magnétisme peut guérir *les maladies de la superficie du corps, les fièvres, les inflammations, les spasmes ou convulsions, les essoufflements, les flux, les douleurs, les faiblesses ou paralysies, les maladies nerveuses, telles que l'épilepsie, la folie,* lorsqu'elle est provoquée par l'invasion

du sang au cerveau , *les idées fixes, les mélan-
colies, la monomanie et l'histérie , les maladies
cachétiques, et les difformités des membres.*

Le magnétisme peut guérir tous les genres
de maladies : il faut cependant reconnaître
qu'il existe des cas , dans tous les genres de
maladie , qui exigent le secours des remèdes;
la Providence a mis à notre disposition le somnambulisme, pour les découvrir et les indiquer
d'une manière certaine ; mais dans ces cas ,
les remèdes ne sont que des auxiliaires , et le
magnétisme est toujours la base du traitement,
et l'auteur principal de la guérison.

Il arrive parfois, qu'un magnétiseur ne peut
vaincre, par son action magnétique , certaines
maladies; dans ces cas , on doit fortement magnétiser tous les aliments , et les médicaments
que doit prendre le malade.

L'action magnétique d'un somnambule en
état de lucidité, produit sur des malades at-

teints de maladies graves , et quelquefois mortelles, des effets si extraordinaires qu'on ne peut
y croire sur un simple récit.

C'est par la faculté dont jouit le somnambule dans son état lucide , qu'il peut pénétrer
en *esprit*, au moyen de son *fluide*, dans le corps
du malade , et y rétablir l'harmonie.

Pour faire exercer l'action magnétique, d'un
somnambule en état de lucidité , sur des malades, le magnétiseur doit s'assurer si la santé
du somnambule le permet, car il pourrait en
résulter des crises dangereuses pour ce dernier.

Un somnambule ne peut magnétiser qu'un
seul malade dans son sommeil ; après chaque
magnétisation, opérée par un somnambule, le
magnétiseur doit avoir le soin, de lui faire des
passes transversales , des insufflations à froid ,
et des frictions sur les vêtements, pour le dégager des émanations morbides qu'il aurait
pu prendre en magnétisant le malade ; le réveil
du somnambule ne peut se faire que demi-

heure après qu'il a cessé d'exercer son action
magnétique sur un malade.

L'action magnétique, exercée avec prudence
sur une femme enceinte , est d'une grande efficacité, pour développer le travail de la nature ,
lors même que le sujet paraîtrait n'éprouver
aucun effet extérieur , ou qu'il arrivât à la
somnolence ou au sommeil magnétique.

L'accouchement s'opère sans efforts et presque sans douleurs.

La mère et l'enfant n'éprouvent aucune
indisposition, si fréquentes à la suite des couches.

L'action magnétique est encore d'une grande
efficacité, pour arrêter les pertes de sang , les
grandes faiblesses , et une suite d'autres désordres, qui surviennent à la suite des couches.

Le magnétisme se fait un jeu de guérir
tous les genres de maladie , chez les enfants
de tout âge ; son efficacité est infaillible , pour

les faiblesses de constitutions, les défauts de circulation, les défauts d'élasticité nerveuse et musculaire ; pour détruire les stagnations sanguines, pour déterminer le travail de la dentition tardive, pour donner le jeu aux articulations, et pour développer le défaut de la parole.

En rectifiant l'organisation d'un enfant, par l'action du magnétisme bien dirigé, on peut modifier son caractère, diriger ses penchants, déterminer même le développement de ses facultés intellectuelles, et préparer de loin les idées dont il doit s'occuper un jour.

Il est des maladies, dans lesquelles le malade étant en état de somnolence, ou en somnambulisme magnétique, se magnétise lui-même avec une intelligence suprême.

Ce phénomène n'a lieu, en général, que chez les personnes jeunes et non encore formées, chez lesquelles la nature est trop paresseuse, ou trop faible pour activer le développement du corps.

J'ai vu souvent des malades, en état de somnolence, ou de somnambulisme magnétique, reproduire les scènes de leur vie qui avaient donné naissance à leurs maladies.

Il est impossible de ne pas tomber en admiration devant ce travail mystérieux, où la nature ramène le mal à son origine, lorsqu'il est ancien, pour le vaincre aussi facilement que s'il était récent.

Ce phénomène nous fait comprendre tout le merveilleux de l'organisation humaine.

Un des effets du magnétisme, le plus infaillible et le plus favorable, puisqu'il ne se produit que lorsque la guérison est certaine, ou tout au moins qu'un soulagement est assuré, c'est l'impatience du magnétisé, de voir arriver son magnétiseur.

Il est pourtant des malades, qui n'éprouvent aucun effet du magnétisme, et qui cependant se trouvent guéris, peu de temps après avoir cessé leur traitement, de maladies réputées incurables.

Beaucoup de magnétiseurs croient encore
que le magnétisme ne peut rien sur certaines
maladies ; ils sont dans l'erreur, car, il m'est
souvent arrivé de guérir des malades sur lesquels d'autres magnétiseurs n'avaient pu produire que des améliorations éphémères, par
leur manière de procéder.

Lorsqu'un magnétiseur traite une maladie
nerveuse, constitutionnelle, chronique, ou
accidentelle, peu importe, il détermine un
surcroît transitoire d'irritation nerveuse, qui
n'est que la crise réclamée par la nature, pour
rétablir l'harmonie dans l'organisme, et non
une aggravation de la maladie.

Les crises qu'éprouvent les tempéraments
sanguins font galopper le sang dans tout le
corps, et lorsqu'il afflue au cerveau, à l'estomac, à la poitrine ou au cœur, il y a péril si
le magnétiseur est novice, et ne sait pas guider
le sang ou le maîtriser. Pour parer à ce dan-

ger, il suffit d'appeler vivement le sang dans les régions inférieures ; le sang ne peut faire des ravages sérieux , que dans les parties supérieures du corps ; il est donc prudent , à l'exception de quelques cas particuliers , de l'entraîner toujours vers les jambes.

Les magnétiseurs doivent éviter soigneusement , de prendre la science médicale actuelle pour guide, dans l'application du magnétisme au traitement des maladies ; en s'emparant d'elles , ils s'exposeraient à rechercher des effets qu'ils croiraient salutaires , et qui pourraient contrarier le travail mystérieux de la nature, mise en jeu par l'action magnétique.

Le somnambulisme magnétique est la source de toutes les erreurs des magnétiseurs ; aussi, parlez à un malade de le magnétiser , il vous demandera de suite si vous l'endormirez ; on ne peut encore se persuader que le sommeil magnétique n'est pas

indispensable pour la guérison des maladies,
et pour beaucoup de gens, *endormir* est syno-
nyme de *magnétiser*. C'est une erreur, que les
magnétiseurs sérieux doivent s'attacher à détruire.

Pour cela, ils doivent user avec la plus
grande réserve, et toujours dans un but d'utilité bien reconnue, des facultés des somnambules lucides; car, là se trouvent l'erreur, l'a-
bus et le danger.

Le somnambulisme magnétique lucide, étant
un état passager, il est évident que tout somnambule, chez lequel cet état devient per-
manent, a un tempérament maladif, ou une
maladie incurable, soit grave, soit légère.

Les somnambules, dont on entretient les
dispositions au sommeil magnétique, pour les
exploiter en les donnant en spectacle, comme
des animaux savants, non-seulement ne
guérissent pas de la maladie que leur a pro-
curée le somnambulisme magnétique lucide,

mais cette maladie s'aggrave, de jour en jour, et passe à l'état chronique ou constitutionnel ; ce qui est encore plus terrible, c'est qu'au bout d'un certain temps, le somnambulisme devient pour eux une maladie plus fatale et plus cruelle que celle qui lui a donné naissance ; maladie qui entraîne tôt ou tard : prostration de forces, décomposition du sang, la phthisie, et enfin, une mort certaine et prématurée.

On peut habituer un somnambule magnétique lucide à des recherches d'argent, appeler son attention sur des intérêts matériels ; occuper son esprit de mauvaises passions ; il cédera à la longue pour complaire à son magnétiseur, mais jamais pour sa propre satisfaction ; car, quelle que soit sa pauvreté, et la bassesse de sa vie privée, vous ne rencontrerez chez aucun l'amour de l'argent, ou l'immoralité.

La lucidité des somnambules pervertis est presque toujours en défaut.

Beaucoup de personnes regardent le somnambulisme magnétique lucide comme très-dangereux, parce que, disent-elles, au moyen d'un bon somnambule , la vie intime ne se trouve plus murée.

Cette objection serait fort sérieuse , si les somnambules magnétiques lucides n'avaient pas le sentiment moral extrêmement élevé, et si par une loi incompréhensible, leur lucidité ne s'éclipsait pas dès qu'on veut en faire un mauvais usage.

L'expérience prouve , que les somnambules lucides résistent toujours au magnétiseur immoral , qui veut abuser de leur faculté ; s'il parvient à les faire obéir par la contrainte, ou la corruption , des faits nombreux prouvent, que les somnambules perdent bientôt leur lucidité , et deviennent incapables de servir d'instrument coupable ; leurs rapports avec le magnétiseur sont promptement brisés,

ou tournent à leur préjudice, et à leur confu-
sion mutuelle.

Le magnétiseur peut mettre un somnambule
en catalepsie, provoquer et suspendre les
phénomènes physiologiques et psychologiques;
de même, il peut paralyser ou favoriser les
dispositions du somnambule.

Cette puissance vient au magnétiseur, de
la faculté qu'il a par *sa volonté*, de rapprocher
ou d'éloigner, les deux *tout* qui constituent
l'âme du somnambule.

La moindre expérience, en fait de magnétisme, suffit pour ne laisser aucun doute sur
ce point.

Rien n'est plus dangereux, et au fond rien
n'est plus futile, que de faire dire à un somnambule : J'ai froid, j'ai chaud, on me brûle,
on me pince, quel bruit affreux j'entends,
quelle figure hideuse est devant moi ; en
un mot, d'agir successivement sur chacun de
ses sens, comme s'il y avait en réalité divers
objets autour de lui. Et pourquoi ? Pour le

frivole plaisir de montrer son influence , ou
d'amuser un spectateur , que les phénomènes
naturels laisseraient indifférent. Il y a des magnétiseurs , qui vont jusqu'à enivrer leurs sujets avec de l'eau ; on ne songe pas que toutes ces sensations , qui nous paraissent à nous
imaginaires , n'en sont pas moins trés-réelles ,
et qu'elles ont leur retentissement au cerveau,
que cet organe se fatigue, au point de ne pouvoir reproduire la pensée ; que le fluide s'é-
puise, et n'est plus suffisamment réparé par le
jeu de l'organisation ; enfin , et cette conséquence mérite bien qu'on y réfléchisse , on
ne songe pas que l'exercice de la lucidité devient, à force d'éprouver de semblables sensations, plus lent, plus difficile, quelquefois impossible.

Les somnambules, à leur réveil, oublient
tout ce qu'ils ont vu , dit , ou fait pendant
leur sommeil ; le magnétiseur, par un acte de
sa volonté , peut bien leur en laisser le souvenir , en tout ou partie ; il ne doit user de cette

puissance, qu'avec une extrême réserve et
lorsqu'il y a nécessité absolue, par exemple:
s'il n'a pu retenir une ordonnance que le somnambule a prescrite.

Le magnétiseur doit surtout laisser igno-
rer au somnambule les traits de lucidité qu'il
a donnés dans son sommeil ; il doit encore
éviter soigneusement, de parler du magnétisme en présence du somnambule, lorsqu'il est
en état de veille ; cette conversation préoc-
cupe toujours l'esprit du somnambule, réagit
dans son sommeil, et altère ses facultés, et
parfois le somnambule s'endort en participant
à la conversation, ou en se rappelant d'un
trait de lucidité.

Les personnes qui viennent d'être magnétisées ont ordinairement le cerveau très-fati-
gué ; il y a danger pour elles à rester longtemps dans cet état, surtout si elles sont
beaucoup questionnées ; leur intelligence,
étant plus active dans cet état, se trouve en
rapport avec une foule d'objets nouveaux,

embrassant une grande multiplicité de points de vue, réagit avec plus de force sur le cerveau ; pour reproduire tant d'idées, tant d'impressions diverses, le mécanisme de cet organe s'use plus rapidement, les mouvements qui s'y produisent étant plus nombreux et plus compliqués, le fluide se dépense au-delà des proportions ordinaires ; aussi, les somnambules, de retour à la vie commune, restent-ils quelque temps à peu près incapables de s'appliquer d'une manière sérieuse, et même de soutenir une conversation suivie.

Mais peu à peu l'âme reprend son assiette ordinaire, les fonctions des sens recommencent, l'usage de la vie ordinaire se régularise, et l'équilibre un instant suspendu se rétablit complétement.

Après avoir étudié et observé, pendant six années consécutives, tous les phénomènes psychologiques et physiologiques, qui se produisent dans le somnambulisme magnétique lucide, j'ai été convaincu, et tous les magnétiseurs sérieux le seront, que la théorie des *deux grands tout* exposée dans ce Traité, est la seule, qui donne la clef de tous les phénomènes magnétiques.

Ne considérant, dans ce Traité, le magnétisme, que comme un agent thérapeutique, j'ai fait tous mes efforts pour faire connaître tous les moyens qui doivent être pratiqués dans son application au traitement des maladies.

F. ROUGET.

15 septembre 1858.

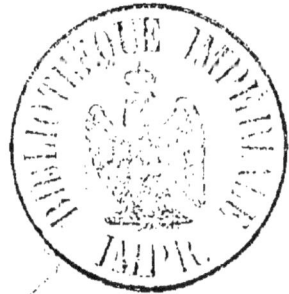

FIN.

TABLE DES MATIÈRES.

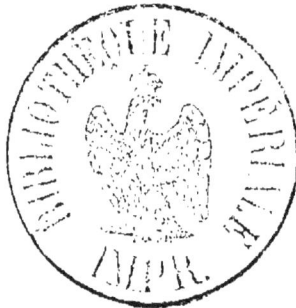

Toulouse, Impr. TROYES OUVRIERS RÉUNIS.

www.ingramcontent.com/pod-product-compliance
Lightning Source LLC
Chambersburg PA
CBHW071847200326
41519CB00016B/4274